医院财务管理与财务分析

杜方兴　苏梅英　张回应◎著

吉林科学技术出版社

图书在版编目（CIP）数据

医院财务管理与财务分析 / 杜方兴，苏梅英，张回
应著. -- 长春：吉林科学技术出版社，2022.9
　　ISBN 978-7-5578-9698-0

　Ⅰ．①医… Ⅱ．①杜… ②苏… ③张… Ⅲ．①医院－
财务管理②医院－会计分析 Ⅳ．①R197.322

中国版本图书馆 CIP 数据核字(2022)第 177804 号

医院财务管理与财务分析

YIYUAN CAIWU GUANLI YU CAIWU FENXI

作　　者　杜方兴　苏梅英　张回应
出 版 人　宛　霞
责任编辑　张伟泽
幅面尺寸　185 mm×260mm
开　　本　16
字　　数　288 千字
印　　张　12.75
版　　次　2023 年 5 月第 1 版
印　　次　2023 年 5 月第 1 次印刷
出　　版　吉林科学技术出版社
发　　行　吉林科学技术出版社
地　　址　长春市净月区福祉大路 5788 号
邮　　编　130118
发行部电话/传真　0431-81629529　81629530　81629531
　　　　　　　　　　　　　81629532　81629533　81629534
储运部电话　0431-86059116
编辑部电话　0431-81629518
印　　刷　北京四海锦诚印刷技术有限公司
书　　号　ISBN 978-7-5578-9698-0
定　　价　75.00 元

前 言

随着社会经济的发展及人民群众对医疗服务需求和期望的提高，医院的功能与任务发生了较大的变化，并由此带来了医院管理理论和方法的创新与变革。医院管理者必须关注医院管理的发展趋势与公立医院的改革方向，主动调整医院的经营理念和发展战略，完善医院内部管理，以适应社会经济发展的需要、人民群众对医疗服务的需求以及政府对医疗服务宏观调控的要求。财务分析在医院的财务管理中占有重要地位，也是提高医院经营管理水平、改进医院经济效益与社会效益的有效手段。财务分析工作关系到医院资金的规划和流动方向，能够帮助管理者做出正确的决策，使得各种资源利用率得以提升，进一步推动医院的可持续发展。

新时代的背景下，随着社会科技的不断发展和思想行为的不断进步，医院的医疗体制也在不断地完善中，为了医院的健康发展和保障人们的相关权利，医院财务管理与财务分析就显得尤为重要。本书从医院财务会计的基础理论入手，首先对医院的财务预算、资源配置、财务收入及核算进行简要概述，然后对医院财务的精细化管理进行梳理和分析，最后就医院财务经济运行管理的信息构建方案及应用方面进行探讨。本书论述严谨、结构合理、条理清晰、内容丰富，能为当前的医院财务管理与财务分析相关理论的深入研究提供借鉴。

在本书撰写过程中，作者参考了相关书籍和教材，吸取了不少专家的观念，在此一并表示感谢！虽然尽了最大的努力，但由于水平所限，书中难免有疏漏和错误，敬请广大读者批评指正。

目 录

第一章　医院财务会计基础 ……………………………………… 1

　　第一节　医疗机构与医院的设立 ………………………… 1

　　第二节　医院财务会计概述 ……………………………… 6

　　第三节　医院财务会计制度 ……………………………… 11

　　第四节　会计科目与财务报告 …………………………… 14

第二章　医院预算管理分析 ………………………………………23

　　第一节　医院预算 ………………………………………… 23

　　第二节　业务预算分析 …………………………………… 26

　　第三节　资本预算分析 …………………………………… 35

第三章　医院资源配置管理与使用分析 …………………………45

　　第一节　医疗设备利用效果分析 ………………………… 45

　　第二节　药品、耗材利用效果分析 ……………………… 52

　　第三节　医院能源利用效果分析 ………………………… 58

　　第四节　医院病床利用效果分析 ………………………… 66

　　第五节　医院核心竞争力分析 …………………………… 68

第四章　医院收入的管理与核算 …………………………………79

　　第一节　医院收入概述 …………………………………… 79

　　第二节　医疗收入的管理与核算 ………………………… 86

　　第三节　财政补助收入的管理与核算 …………………… 90

　　第四节　科教项目收入的管理与核算 …………………… 94

　　第五节　其他收入的核算 ………………………………… 95

第五章　医院成本核算管理分析 ························98

第一节　医院成本核算概述 ····················· 98

第二节　成本核算的一般程序 ··················· 104

第三节　科室成本的核算 ······················· 122

第四节　诊次与床日成本核算 ··················· 126

第五节　医疗服务项目成本核算 ················· 128

第六节　病种成本核算 ························· 130

第六章　医院财务的精细化管理应用 ··············· 133

第一节　医院财务预算精细化管理 ··············· 133

第二节　医院财务报销精细化管理 ··············· 141

第三节　医院财务分析精细化管理 ··············· 150

第四节　医院资产管理、负债与净资产精细化管理 ·········· 153

第七章　医院财务经济运行管理的信息构建 ·········· 161

第一节　构建信息系统的重要性和必要性 ·········· 161

第二节　信息系统规划 ························· 163

第三节　信息系统设计 ························· 166

第四节　管理信息化解决方案 ··················· 186

参考文献··· 195

第一章　医院财务会计基础

第一节　医疗机构与医院的设立

一、医疗机构的构成

医疗机构是按照《医疗机构管理条例》的规定，取得《医疗机构执业许可证》，从事疾病诊断治疗活动的机构。医疗机构以救死扶伤、防病治病，为公民的健康服务为宗旨。国家扶持医疗机构的发展，鼓励多种形式兴办医疗机构。国务院卫生行政部门负责全国医疗机构的监督管理工作。医疗机构包括从事疾病诊断、治疗活动的医院、卫生院、疗养院、门诊部、诊所、卫生所（室）以及急救站等医疗机构。

医疗机构根据业务类型以及组织形式分为医院、卫生院、疗养院、门诊部、诊所、卫生所（室）、急救站（中心）、临床检验中心、疾病防治院（站、所）、护理院（站）等。其中：医院包括综合医院、中医医院、中西医结合医院、民族医医院、专科医院、康复医院、妇幼保健院等；卫生院包括中心卫生院、乡（镇）卫生院、街道卫生院；门诊部包括综合门诊部、专科门诊部、中医门诊部、中西医结合门诊部、民族医门诊部；诊所包括中医诊所、民族医诊所等；卫生所包括医务室、卫生保健所、卫生站等。

医疗机构执业，必须进行登记。医疗机构执业登记的主要事项：名称、地址、主要负责人；所有制形式；诊疗科目、床位。县级以上地方人民政府卫生行政部门，根据《医疗机构管理条例》和医疗机构基本标准审核合格后，予以登记，发给《医疗机构执业许可证》。

二、医院的分类

医院是医疗机构的重要组成部分。医院是以救死扶伤、防病治病，为公民的健康服务为宗旨，依法从事疾病诊断、治疗活动的医疗机构。医院是运用医学科学和技术，对病人、特定人群或健康人群提供医疗、预防、保健和康复等服务的场所。医院具有一定数量的病床、医务人员和必要的设备，通过医务人员的集体协作，以达到保障人民健康的目的。

（一）按照医院投资主体不同的分类

医院按照投资主体的不同分为公立医院与非公立医院，非公立医院主要包括民营医院、中外合资医院等。

1. 公立医院

公立医院是政府投资兴办的非营利性医院。根据卫生健康委对卫生事业发展统计口径，公立医院指经济类型为国有和集体办的医院（含政府办医院），政府办医院指卫生、教育、民政、公安、司法、兵团等行政部门举办的医院。

公立医院享受政府的资金与政策扶持。政府举办的非营利性医院享受同级政府给予的财政补助（包括医院开办和发展建设支出、临床重点学科研究以及职工基本养老保险制度建立以前的离退休人员费用等）；同时享受相应的税收优惠政策等国家宏观政策的资助与扶持。

公立医院人才实力强与硬件条件优良。公立医院在长期的发展中，积累了具有竞争力的人力资源与优良的硬件条件，其医疗队伍稳定，基础设施建设、医疗设备配置与就医环境较好。一般均为当地医疗、科研、预防、保健和康复的中心，同时也是国家城镇职工基本医疗保险的定点医疗机构。

2. 民营医院

在多元化办医政策导下，民营医院逐步发展起来。民营医院以多渠道融资、广揽人才和灵活的经营方式获得一定竞争优势，但整体力量仍然较薄弱，在床位、设备和业务量等方面还难以与公立医院相抗衡。

3. 中外合资合作医院

中外合资合作医院的投资主体为中外双方。这类医院以雄厚的资金、先进的管理方式、灵活的用人机制以及"人性化关爱"的服务理念，形成较强的市场渗透力。这类医院的存在一方面推动中国医疗市场的发展，另一方面也对公立医院的生存和发展构成挑战。

国家采取有效的鼓励政策，引导社会力量参与医疗卫生事业的发展，在宏观层面上形成公立医院、民营医院、私立医院、股份制医院等多种所有制医院并存，公平有序竞争的医疗服务格局；坚持非营利性医疗机构为主体、营利性医疗机构为补充，公立医疗机构为主导、非公立医疗机构共同发展的办医原则；建设结构合理、覆盖城乡的医疗服务体系。

（二）按照医院医疗业务等级不同的分类

在国家对医院的运行管理中，依据医院的基础设施、人员配备和制度完备性区分为不同等级。医院分为三级：一级、二级、三级。卫生健康委规范了各级综合医院的基本条件，见表1-1：

表 1-1　综合性医院等级划分标准

等级		一级	二级	三级
床位		20 ~ 99	100 ~ 499	500 以上
科室	临床科室	至少设有急诊室、内科、外科、妇（产）科、预防保健科。	至少设有急诊科、内科、外科、妇产科、儿科、眼科、耳鼻喉科、口腔科、皮肤科、麻醉科、传染科、预防保健科，其中眼科、耳鼻喉科、口腔科可合并建科，皮肤科可并入内科或外科，附近已有传染病医院的，根据当地《医疗机构设置规划》可不设传染科。	至少设有急诊科、内科、外科、妇产科、儿科、中医科、耳鼻喉科、口腔科、眼科、皮肤科、麻醉科、康复科、预防保健科。
	医技科室	至少设有药房、化验室、X光室、消毒供应室。	至少设有药剂科、检验科、放射科、手术室、病理科、血库（可与检验科合设）、理疗科、消毒供应室、病案室。	至少设有药剂科、检验科、放射科、手术室、病理科、输血科、核医学科、理疗科（可与康复科合设）、消毒供应室、病案室、营养部和相应的临床功能检查室。
人员		（一）每床至少配备 0.7 名卫生技术人员； （二）至少有 3 名医师、5 名护士和相应的药剂、检验、放射等卫生技术人员； （三）至少有 1 名具有主治医师以上职称的医师。	（一）每床至少配备 0.88 名卫生技术人员； （二）每床至少配备 0.4 名护士； （三）至少有 3 名具有副主任医师以上职称的医师； （四）各专业科室至少有 1 名具有主治医师以上职称的医师。	（一）每床至少配备 1.03 名卫生技术人员； （二）每床至少配备 0.4 名护士； （三）各专业科室的主任应具有副主任医师以上职称； （四）临床营养师不少于 2 人； （五）工程技术人员（技师、助理工程师及以上人员）占卫生技术人员总数的比例不低于 1%。
房屋		每间建筑面积不少于 45 平方米。	（一）每间建筑面积不少于 45 平方米； （二）病房每床净使用面积不少于 5 平方米； （三）日平均每门诊人次占门诊建筑面积不少于 3 平方米。	（一）每间建筑面积不少于 60 平方米； （二）病房每床净使用面积不少于 6 平方米； （三）日平均每门诊人次占门诊建筑面积不少于 4 平方米。

（三）按照医院营利性不同的分类

按营利性不同分为营利性医院与非营利性医院。

1. 非营利性医院

非营利性医院是指为社会公众利益服务而设立运营的医疗机构，不以营利为目的，其收入用于弥补医疗服务成本。实际运营中的收支结余只能用于自身的发展，如改善医疗条件、引进技术、开展新的医疗服务项目等。公立医院为非营利性医院，政府不举办营利性医疗机构。

非营利性医院的投资方分为政府投资与其他方投资。政府举办的非营利性医疗机构主要提供基本医疗服务并完成政府交办的其他任务；其他非营利性医疗机构主要提供基本医疗服务，这两类非营利性医疗机构也可以提供少量的非基本医疗服务。

国家对社会资本举办的非营利性医疗机构，与公立医疗机构一视同仁，同等待遇。社会资本举办的非营利性医疗机构提供的医疗服务和药品要执行政府规定的相关价格政策，按国家规定享受税收优惠政策，用电、用水、用气、用热与公立医疗机构同价。在接受捐赠、土地使用等方面也执行与公立医疗机构相同的政策。非营利性医疗机构原则上不允许转变为营利性医疗机构，确须转变的需经原审批部门批准并依法办理相关手续。

2. 营利性医院

营利性医院是指医疗服务所得利益可用于投资者经济回报的医疗机构。社会资本可以按照经营目的，举办营利性或非营利性医疗机构。随着医院产权制度改革，相当一部分医院改制成营利性股份制医院和国有民营医院。新兴的医疗集团，大多从原来公立医院通过兼并控股、技术联合、多元复合型、连锁经营等方式建立起来，其规模大、技术力量强、辐射面广。营利性医疗机构根据市场需求自主确定医疗服务项目。

除此之外，医院还可按服务内容的不同分为综合医院、中医医院、中西医结合医院、民族医院、专科医院、康复医院、妇幼保健院等；按照管理层次不同划分为独立设置医院与附属医院等；按照行政级别划分为城市医院、城市中医医院、城市社区医院、县级医院、县级中医医院、乡镇卫生院等。

三、医院的运行

（一）主要职能

医院以救死扶伤、防病治病，为公民的健康服务为宗旨，从事疾病诊断、治疗活动。公立医院是公益性事业单位，不以营利为目的。其运行的基本职能包括以下几方面：

（1）在医疗服务过程中，始终把社会效益放在首位，履行相应的社会责任和义务。

（2）认真完成政府指令性任务，积极参加政府组织的社会公益性活动。完成卫生行政部门下达的城市医院支援农村和社区、支援边疆卫生工作、援外医疗等指令性任务。

（3）根据医疗卫生管理法律、法规、规章，提供全面、连续的医疗服务，为下级医院转诊的急危重症患者和疑难病患者提供诊疗任务；为下级医疗机构提供技术指导，开展双向转诊。

（4）履行公共卫生职能，开展健康教育、科普宣传，普及防病知识，开展重大疾病、传染病以及慢性非传染性疾病的防治工作，承担突发公共卫生事件和重大灾害事故紧急医疗救援任务。

（5）承担教学、科研和人才培养工作。三级医院承担高等医学院校的临床教学和实习工作，开展毕业后教育和继续医学教育，建立医学人才分层次培养体系，多渠道培养高级临床医学人才；承担下级医院技术骨干的临床专业进修任务；承担国家级、省级科研课题。

（二）管理体制

国务院卫生行政部门负责全国医疗机构的监督管理工作，县级以上地方人民政府卫生行政部门负责本行政区域内医疗机构的监督管理工作。

医院内部管理应实行院长负责制，建立科学决策机制，"三重一大"事项经集体讨论并按规定程序报批。医院应建立院、科两级管理责任制，院、科两级领导必须熟悉和掌握国家有关医疗卫生管理法律、法规、规章及有关卫生政策，严格履行职责，不断提高科学管理水平。

医院内部应设置医疗、教学、科研、后勤等类机构，建立健全管理制度。经济管理制度主要包括财务制度、会计制度、资产管理制度、药品采购与管理制度、成本核算和管理制度、招投标制度、医疗质量管理与绩效考核制度、人事制度和收入分配制度、信息公开制度、患者投诉处理机制等。

（三）财务与会计管理的基本要求

对医院财务管理的要求主要包括以下几方面：

（1）健全财务管理制度与改进管理机制。执行《会计法》《预算法》《审计法》《医院会计制度》和《医院财务制度》等相关法律法规。财务管理体制与财务制度健全，财务管理部门集中统一管理医院经济活动。财务机构设置合理、人员配置到位，经济核算规范。

（2）规范经济活动决策机制和程序。实行重大经济事项集体决策制度和责任追究制度；医院实行总会计师制。

（3）加强预算管理、监督和绩效考评。按照《预算法》和财政部门、主管部门关于预算管理的有关规定，科学合理编制预算，严格执行预算，推进预算绩效评价。

（4）规范医疗收费标准与流程。全面落实价格公示制度，提高收费透明度。完善医药收费复核制度，确保医药价格计算机管理系统信息准确。

（5）严格执行物资采购的相关法规。执行《中华人民共和国政府采购法》《中华人民共和国招投标法》及政府采购相关规定，执行药品、高值耗材集中采购制度和相关价格政策。

（6）加强成本核算与资产管理。降低运行成本，控制医院债务规模，降低财务风险，加强资产管理，提高资产使用效益。

（7）规范内部收入分配机制。以综合绩效考核为依据，突出服务质量、数量，个人分配不得与业务收入直接挂钩。

（8）建立与完善医院内部控制系统。实施内部和外部审计制度，健全工作制度与工作计划，定期评审与监控医院的经济运行。

第二节　医院财务会计概述

一、医院财务会计的目标

基于财务会计与管理会计两大分支的思路，财务会计属于对外会计。医院财务会计是为医院外部的会计信息使用者提供有用信息的一个信息系统或一项管理活动。医院财务会计的目标是为财务报告的使用者提供与医院财务状况、收支情况及现金流量等有关的会计信息，反映医院医疗卫生活动运行情况，有助于会计信息使用者做出决策。

根据医院会计制度的规范，这里的医院是在中华人民共和国境内各级各类独立核算的公立医院，简称医院，包括综合医院、中医医院、专科医院、门诊部（所）、疗养院等，不包括城市社区卫生服务中心（站）、乡镇卫生院等基层医疗卫生机构。医院是公益性事业单位，不以营利为目的。

医院的会计信息的使用者主要包括投资者、债权人、政府及有关部门、社会公众等。政府是公立医院的投资人，也是其会计信息的主要使用者。政府通过会计信息掌握医院对政府投资的使用情况，医院对资源的配置与使用绩效，医院对医疗卫生事业职责的履行情况，医院对医疗卫生事业发展的相关政策的执行情况，医院接受外部审计、监管情况等。面对当前到医院看病难、看病贵的热点问题，社会公众是医院会计信息的重要使用群，尽管目前医院的财务报告不公开对外披露，但是，医院应当在特定条件与范围内，通过特定的会计信息公开平台提供病患者及社会公众所需的会计信息。

二、医院财务机构的设置

医院应设立专门的财务机构，按国家有关规定配备专职人员，会计人员须持证上岗。三级医院须设置总会计师，其他医院可根据实际情况参照设置。

医院财务机构内部一般应分别设置：门诊挂号收费组（科）、出入院结算组（科）、会计核算组（科）、成本核算组（科）、财务管理组（科）等。各机构的主要职责如下：

（一）门诊挂号收费和出入院结算组主要职责

负责门诊病人的挂号、划价、收费工作；负责办理患者入院登记手续；负责办理病人费用查询、费用缴纳等事宜及出院患者费用结算；负责业务收入的归集、及时足额上缴工作；协助科室催收欠费；负责解答病人的相关问题等。

（二）财务管理组主要职责

负责建立健全财务管理方面的规章制度；负责预算（含财务收支预算、项目预算）、决算的编制及医院经济活动分析；负责二级财务核算单位会计账务核算工作；负责财务部计算机账务系统的维护、升级工作；负责财务网站的建设与维护；负责会计档案的装订、保管和各种收费票据的管理工作等。负责会计人员培训和继续教育的相关工作；负责财务部劳动纪律、货币资金和各项业务的检查工作及文秘、接待工作等。

（三）会计核算组主要职责

按照《会计法》《医院会计制度》和《医院财务制度》及国家有关规定，设置会计科目，建立账簿；负责日常各类经费收入、支出的会计业务核算及各种相关账目的核对工作；负责债权债务的催报及清理；负责职工医药费用的报销、结算工作；负责物资材料及一级固定资产资金账的账务管理和核对工作；负责基本建设会计核算和管理工作。

（四）成本管理组主要职责

负责医院成本管理和科室经济核算工作，负责成本核算会计科目、账簿的建立工作；负责医院实物资产管理（含药品、低值易耗品、各类试剂材料、固定资产）的二级财务核算；负责工资（含绩效工资）、津贴的计算造册及发放；负责职工的三险一金的申报、存取及账务管理工作，负责医疗服务项目价格管理及项目申报工作、负责税务票据的申购工作、负责依法代扣代缴各种税金及纳税申报工作。

以上业务的具体划分，各医院可视情况自行拟定。

三、医院财务会计基本假设

财务会计基本假设的提出是财务会计发展中的重要里程碑式的事件。医院财务会计也应当遵循会计主体、持续经营、会计分期、货币计量的假定。

（一）会计主体

会计主体，是指医院会计确认、计量和报告的空间范围。为了向财务报告使用者反映医院财务状况、运营成果和现金流量，提供与其决策有用的信息，会计核算和财务报告的编制应当反映特定对象的经济活动，才能实现财务报告的目标。

在会计主体假设下，医院应当对其本身发生的交易或者事项进行会计确认、计量和报告，反映医院本身所从事的各项生产经营活动。明确界定会计主体是开展会计确认、计量和报告工作的重要前提。首先，明确会计主体，才能划定会计所要处理的各项交易或事项的范围。会计工作中通常所讲的资产、负债的确认，收入的实现，费用的发生等，都是针对特定会计主体而言的。其次，明确会计主体，才能将会计主体的交易或者事项与会计主体所有者的交易或者事项以及其他会计主体的交易或者事项区分开来。

（二）持续经营

持续经营，是指在可以预见的将来，医院将会按当前的规模和状态继续运营下去，不会停业，也不会大规模削减业务。在持续经营前提下，会计确认、计量和报告应当以医院持续、正常的医疗服务活动为前提。一个医院在不能持续经营时就应当停止使用这个假设，否则如仍按持续经营基本假设选择会计确认、计量和报告原则与方法，就不能客观地反映医院的财务状况、经营成果和现金流量，会误导会计信息使用者的经济决策。

（三）会计分期

会计分期，是指将一个医院持续经营的医疗服务活动划分为一个个连续的、长短相同的期间。会计分期的目的，在于通过会计期间的划分，将持续的医疗服务活动划分成连续、相等的期间，据以计算结余，按期编报财务报告，从而及时向财务报告使用者提供有关医院财务状况、运营成果和现金流量的信息。

由于会计分期，才产生了当期与以前期间、以后期间的差别，才使不同类型的会计主体有了记账的基准，进而出现了折旧、摊销等会计处理方法。在会计分期假设下，医院应当划分会计期间，分期结算账目和编制财务报告。会计期间通常分为年度和中期。中期，是指短于一个完整的会计年度的报告期间。

（四）货币计量

货币计量，是指会计主体在财务会计确认、计量和报告时以货币作为计量尺度，反映会计主体的生产经营活动。

在会计的确认、计量和报告过程中之所以选择货币为基础进行计量，是由货币的本身属性决定的。货币是商品的一般等价物，是衡量一般商品价值的共同尺度，具有价值尺度、流通手段、贮藏手段和支付手段等特点。其他计量单位，如重量、长度、容积、台、件等，只能从一个侧面反映医院的运营情况，无法在量上进行汇总和比较；不便于会计计量和经营管理。只有选择货币这一共同尺度进行计量，才能全面反映医院的医疗服务情况，所以，会计准则规定，会计确认、计量和报告选择货币作为计量单位。

在有些情况下，统一采用货币计量也有缺陷，某些影响医院财务状况和运营情况的因素，往往难以用货币来计量，而这些信息对于使用者决策来讲也很重要，为此，医院可以在财务报告中补充披露有关非财务信息来弥补上述缺陷。

四、医院财务会计的要素

会计要素是指根据经济业务与事项的经济特征，所确定的财务会计的基本分类。医院会计要素根据性质不同分为资产、负债、净资产、收入和费用。其中的资产、负债、净资产是相对静止状态的要素，即反映特定时点所拥有的资产、负债、净资产等的要素；收入、费用是运动状态的要素，即反映特定时期发生的收入、费用等的要素。资产、负债、净资产是反映医院特定时点的财务状况，构成资产负债表的基本框架。收入、费用反映特定时期的收支情况，构成收入支出表的基本框架。

（一）资产

资产是指医院过去的交易或事项形成的、由医院拥有或控制的、预期给医院带来经济利益的资源。包括流动资产与非流动资产、和货币性资产与非货币性资产。

（1）资产由过去的交易或事项所形成。作为医院的资产，其取得的交易与事项必须已经发生。如医院以外购方式获得设备，医院记录设备的依据必须是获得设备的交易已经发生。若仅仅处在形成设备购买意向的阶段，该项设备并不属于医院的资产。

（2）资产是医院现在拥有或控制的。作为医院的资产，必须拥有其所有权。如临时租入的资产、委托外单位代为保管的资产，均不得计入医院的资产。有的资产尽管不属于医院所拥有，但是被医院控制，如以融资租赁的方式租入的资产，在租赁期内由租入方控制，应记为租入方的资产。

（3）资产未来会为医院带来经济利益。资产是一种经济资源，会为医院带来经济利益。对于符合上述两个条件但无法为医院带来经济利益的毁损的存货等，不得记为医院的资产，或自原有的会计账务中剔除。

（二）负债

负债是指医院过去的交易或事项形成的、预期会导致经济利益流出医院的现时的义务。

（1）负债由过去的交易或事项所形成。医院未来发生的承诺、签订借款合同不形成负债。如：一项借款意向书，表明未来可能发生借款事项，医院在完成此意向书时，则不得确认为负债。

（2）负债是医院承担的现时义务。现时义务是指医院在现行条件下已承担的义务，未来的交易与事项形成的义务不是现时义务，不得确认为负债。

（3）负债预期导致经济利益流出医院。在履行现时义务清偿债务时，不论何种方式均会导致医院经济利益的流出。负债的偿还可以以货币资金偿还，也可以以实物资产偿还，也可以以另一项负债偿还。

（三）净资产

净资产是指医院资产减去负债后的余额，包括事业基金、专用基金、待冲基金、财政补助结转（余）、科教项目结转（余）、未分配结余（或未弥补亏损）。

（1）净资产是医院权益的组成。从会计的角度分析，公立医院的权益包括债权人的权益与投资者（出资人）的权益。净资产属于出资人的权益。

（2）净资产是医院的留剩权益。净资产是剔除由债权人享有的权益之后，由投资人享有的一种留剩权益。与债权人的权益相比，投资人的权益存在风险。

（3）净资产由财政性资金与非财政性资金组成。公立医院的资金主要来自财政，除此之外还有医疗业务收支结余等非财政性资金。

（四）收入

收入是指医院开展医疗服务及其他活动依法取得的非偿还性资金。依据形成的渠道不同，收入包括医疗收入、财政补助收入、科教项目收入和其他收入。

（1）收入是开展医疗服务及其他活动取得的。医疗服务是医院的主要业务活动，通过医疗活动取得的收入是医院的主要收入。其他活动包括教学、科研、培训、投资、后期服务等。

（2）收入是会导致医院净资产增加的经济利益的总流入。为取得收入，会有对应的成本费用的发生，因此，作为总流入，扣除成本费用后即为净流入。对收入的记录采用的是权责发生制。

（五）费用

费用是指医院在开展医疗服务及其他活动过程中发生的资产、资金耗费和损失。医院的费用包括医疗业务成本、财政项目补助支出、科教项目支出、管理费用、其他支出。

（1）费用是开展医疗服务及其他活动过程中发生的。与上述的收入相联系，在医疗服务活动中取得收入的同时所发生的支出。

（2）费用是会导致医院净资产减少的经济利益的总流出。经济利益的流出表现为发生的资产、资金耗费和损失。且对费用的记录采用的是权责发生制。

第三节 医院财务会计制度

一、政府会计制度理论

（一）政府会计制度内涵

政府会计制度是对政府财政收支的数目、性质、用途、关系和过程全面而准确地记录与整理的程序和方法，它是预算执行情况的客观反映。多年来，我国在政府会计领域实行的是以收付实现制为核算基础的预算会计标准体系，主要包括财政总预算会计制度、行政单位会计制度和事业单位会计准则制度等。这一体系是适应财政预算管理的要求建立和逐步发展起来的，为财政资金的运行管理和宏观经济决策发挥了基础性作用。但是这一体系不能满足新时代的发展要求，其集中体现在下述三方面：第一，不能客观地体现出政府的实际财政状况，因此给政府的资产负债管理带来了不便；第二，不能如实地体现出其运营成本，因此给其运营绩效的评价方面带来了不便；第三，没有建立规范、统一的会计体系，因此难以提供真实可靠的财务报告。

新的预算法明确提出各级财政机构要按年编制财务报告。主要要求包括：一是构建了政府预算会计和财务会计适度分离又相互衔接的政府会计核算体系；二是构建了"3+5要素"模式，即三个预算会计要素和五个财务会计要素；三是对会计要素的概念和确认标准进行了具体的解释和说明；四是明确了资产和负债的计量属性及其应用原则。五是构建了政府财务报告体系。

（二）政府会计制度核算模式

政府会计制度强调"财务会计和预算会计适度分离又相互衔接"，这一会计核算模式非常符合社会发展特点。"适度分离"覆盖了如下所示的内容：一是"双功能"。在同一会计核算下，它不仅可以提供财务会计功能，还可以提供预算会计功能，财务会计核算通过资产、负债、净资产、收入和费用五个要素进行。预算会计核算通过预算收入、预算支出和预算结余三个要素进行。二是"双基础"。在日常财务会计工作中，主要通过权责发生制形式实现；在实际预算会计过程中，通过收付实现制的形式实现。三是"双报告"。在合理的财务会计机制的基础上获取相应的财务报告，并采用预算会计的形式获得最终的决算报告。"相互衔接"的实际内容包括：一是通过"平行记账"来对纳入部门预算管理的会计数据进行分析，而就其他类型的业务而言，只须完成财务会计流程。二是财务报表与预算会计报表之间存在关系。这一点可以通过编制"本期预算结余与本期盈余差异调节表"并在附注中进行披露。

（三）政府会计制度总体特征

1. 归并统一

在实际归并统一之前，应该基于这样几方面的要素：首先是单位财务报告中的具体信息，其次是行政事业单位通用的业务等，最后是决算报告中的相关信息等，对当前存在的不同类型的会计制度等进行归并与统一。

2. 继承创新

面对当前行政事业单位核算现状，充分继承现行制度中合理的内容。同时，为满足政府部门财务会计和预算会计适度分离并相互衔接核算的需要，在会计科目设置和报表体系设计上力求创新。在相关资产科目的核算内容和账务处理说明中，充分吸收政府会计具体准则的创新与变化。

3. 充分协调

制定新制度的过程中，应该始终坚持以会计法等为基础，同时结合预算法等制度体系，基于中国的法律发展要求，着力实现改革目标，以满足社会的整体发展要求，改进现今的财务制度，针对事业单位国有资产提出一系列的管理措施，以提高财务制度与中国经济发展的统一性。

4. 提升质量

从财务报告和决算报告的目标以及信息使用者的需要出发，全面提升会计信息质量。在财务会计的实际制定过程中，强调权责发生制现实意义的重要性，完善传统的会计信息机制，使其具有明显的相关性。增强对会计主体设置的理解，使其高度统一于账务处理的实际内容，以尽可能地保障会计信息处理过程中的可比性特点，使其能够清晰地呈现。全面地说明会计核算等相关的信息，重视提高会计信息的全面可靠性。

二、医院实施新政府会计制度的必要性

（一）财务会计方面

1. 推进单位会计核算形式调整

"平行记账"作为一种非常重要的核算形式在会计制度改革过程中起着巨大的作用。就其本质内涵可以清晰地看出，在单位会计核算机制中，不但要提供财务会计职能，也应该同时提供预算会计的职能，让它们在合理的范围内区分开来，又能够有效联系，使得单位财务信息更加具有明确性。单位的财务会计核算始终坚持权责发生制，而预算会计核算则基于收付实现制。根据国务院有关规定，对纳入部门预算管理的现金收支业务，同时实行财务会计和预算会计核算。针对其他类型的业务，部门只须进行财务会计核算即可。医

院的资金规模颇大、业务活动较为复杂，和其他政府部门、事业单位相比，权责发生制更适合医院财务会计核算。就账务处理这一重要层面而言，按照以前的医院会计制度，对于待冲基金的处理，很多医院的内部都没有全面实施权责发生制，而且这一问题还比较严重。特别是使用财政补贴、科教项目收入购买的固定资产和无形资产，其收入均归属于医疗收入范围，但相应的累积折旧没有被归至医疗业务成本中，仅仅被当成待冲基金的形式，这种收入和支出的配比不均问题，极大地降低了医疗业务成本的透明性。从和医院会计制度的比较可以看出，政府会计制度的作用主要是能够让财政补贴和财务会计有效区分开来。在预算会计系统中，由于收付实现制的要求，固定资产就必须始终依据其实际用途，将其归至当期费用体系中，促使医疗业务成本透明度的提升。

2. 促使会计要素及科目出现变动

从医院会计制度中的具体规定可以清晰地看出，医院会计要素的形式主要包括了这样几个大类：资产、负债、净资产、收入及费用。在会计制度改革的大背景下，必须合理地调节这些会计要素，同时基于实际改革情况在科目上做出科学的调整，大力推行"3+5要素"。

3. 推动财务报告出现变化和调整

按照医院会计制度中提出的一系列要求规定，在医院财务报告中，不但包括医院的会计报表，也应该同时包括会计报表附注等信息。医院的会计报表也要满足信息齐全的要求。在政府会计制度改革进程加快的同时，政府决算报告内部的信息增多，不但要涵盖决算报表，也应该涵盖其他应当全面反映的信息。对于财务报表而言，会计报表是很重要的一部分，但同时完整的附注也是必不可少的。而对于会计报表来说，资产负债表是很重要的部分，但也应该涵盖收入费用表、净资产变动表等。政府会计主体要基于有关规定，完成合并财务报表的编制工作。相较于之前的医院会计制度，新增了决算报表及合并财务报表。

（二）预算会计方面

从政府会计制度的角度来看，其高度强调了预算执行信息的及时性、科学性以及信息披露的合理性等。但是实际上，因为它所建立的基础并不等同于医院的会计制度，在会计要素等方面存在很大的差异。在实际核算过程中，预算会计仅仅对纳入部门预算管理的现金收支情况展开分析，由此达到"平行记账"的目的。而实际上，对于纳入部门预算管理的现金收支业务，不但应该考察资产和负债要素，也应该全面地考察预算收支结余的增减变动等一系列的要素，做到全面地核算。其他的业务在实际核算时只要从两个角度出发即可：其一是资产的增减变动情况；其二是负债的增减变动情况。

1. 推动医院预算管理体系架构的完善

依据政府会计准则的具体规定，医院不但要全面地运用收付实现制，以此为基础编制决算报告，也要同时基于权责发生制，完成财务报告的编制，实现对医院预算执行和财务运行情况的全面反映。就政府会计"双体系"而言，在会计体系逐渐更新的同时，一些预算工作也应当做出全面调整。在这种"双体系"的条件下，预算也必须构建全方位的"双体系"框架，不但要完成基于收付实现制的收支预算编制工作，也应该完成基于权责发生制的财务预算编制工作。

2. 推动医院预算编制内容的完善

在实际计量过程中，政府会计制度应该在全面地分析某一种经济业务的基础上实现，若不但涉及预算会计相关的内容，也同时包括财务会计方面的内容，则必须基于"双分录"这一重要的形式来实现全方位的反映，由此完成决算报告的编制工作，实现与财务报告相关的"双目标"。政府编制预算应当建立在事项记录一致性与完整性的基础上，合理地制订工作计划，按照政府会计制度计量方面的一系列规定，全面地补充预算事项编制信息，保障后期预算执行活动的正常开展，为有效开展监督提供基础。

3. 推动医院预算执行考核力度的提升

在权责发生制的大背景下，政府会计制度指出应区分两种不同的费用，其一是业务活动费用，其二是管理费用。同时明确了对经济事项的成本核算要求，要求在核算时不但要考察工资福利费用这一要素，也应该着重分析商品和服务费用、对个人和家庭补助费用等等。政府会计制度要和收付实现制下的计量要求相结合，坚持实时地观察资金的实际使用情况，保障预算执行与考核的正常开展，这对于医院预算绩效管理效率的提高是十分有利的。

4. 推动医院预算管理信息化建设

对于政府会计制度而言，其在具体的实行过程中具备一定的复杂性，医院必须在规定的时间内针对当前的会计信息系统进行全面调整和更新，结合现代信息技术完成会计核算的工作，同时得到科学的会计信息和财务信息。对会计信息系统进行更新时，医院必须基于内部经济管理需求，将预算管理与政府会计紧密地联系起来，在事前的预算管理信息系统植入事后的政府会计核算需求，在事后的会计核算系统记录预算事项，便于监控与分析。

第四节　会计科目与财务报告

一、《医院会计制度》与《政府会计制度》会计科目和报表衔接问题处理

《政府会计制度——行政事业单位会计科目和报表》（财会〔2017〕25 号）自 2019年 1 月 1 日起施行。《政府会计制度》（以下简称新制度）的出台及施行将冲击着医院现有的财务核算体系与架构，带给医院财务人员全新的挑战，新制度中"双功能""双基础""双

报告""平行记账""会计八要素"等核心内容的重大变化及理论创新，对医院财务人员提出了新的更高的要求。

（一）医院与政府会计科目的衔接

1. 财务会计科目

以下主要对比分析《医院会计制度》中部分会计科目在《政府会计制度》中取消部分的衔接，新制度中增加部分会计科目，医院建立新账后，根据核算性质及内容直接启用新增加的会计科目。

（1）资产类

医院实行《政府会计制度》后，资产类取消的科目对医院现有的核算体系影响甚广，从科目对应关系来看，取消使用的会计科目核算范围及内容需要分析后转入新制度中的相关科目中去，对医院会计影响较大的科目有：①"应收在院病人医疗款"，在使用新制度后，应在"其他应收款"下根据在院病人情况设置明细科目进行核算。②"应收医疗款"，本科目是医院应向门诊、出院病人、医保局等收取的医疗款，医院应根据其性质及内容分析后转入"应收账款"或"其他应收款"科目下设明细科目核算。③"库存物资"，本科目核算的内容有药品、卫材、低值易耗品和其他材料，取消该科目后，应将其核算内容归到"库存物品"科目，并设药品、卫材、低值易耗品和其他材料等明细科目进行核算。④"在加工物资"，医院应将自制或委托加工的各种药品、卫材等物资转入"加工物品"科目下设明细科目核算，新旧科目核算内容差异不大。⑤"长期投资"，新制度设置了"长期股权投资"和"长期债券投资"科目，医院应当将"长期投资"科目余额中属于股权投资的金额，转入新账的"长期股权投资"科目及其明细科目；将属于债券投资的金额，转入新账的"长期债券投资"科目及其明细科目核算。⑥"累计折旧""累计摊销"科目取消后，新制度中设置了"固定资产累计折旧""无形资产累计摊销"科目，该科目的核算内容与原科目的核算内容基本相同，只需要转换使用新科目。⑦"固定资产清理"，新制度用"待处理财产损溢"科目核算医院各种资产盘盈、盘亏、报废和毁损价值，处置资产发生的费用、净支出等计入"资产处置费用"科目。

（2）负债类

新制度中取消《医院会计制度》中的负债类科目有：①"应缴款项"，新制度设置了"应缴财政款"科目，医院应当将该科目核算内容及余额转入"应缴财政款"科目。②"预收医疗款"，医院应将从门诊、住院病人等预收的款项转入新制度中的"预收账款"或"其他应付款"科目。③"应付福利费""应付社会保障费"，核算内容为医院应支付给职工及为职工支付的各种薪酬福利，新制度取消了这两个科目的使用，应将其余额转入"应付职工薪酬"科目核算。④"应交税金"，医院应当将本科目下的"应缴增值税"核算内容转入新制度的"应交增值税"科目，剩余部分转入新制度"其他应交税费"下设明细科目核算。

（3）净资产类

新制度中保留了《医院会计制度》中使用的"专用基金"科目，取消的净资产类科目有：①"事业基金""待冲基金""财政补助结转（余）""科教项目结转（余）"科目，医院应将其核算内容转入"累计盈余"科目。②"本期结余"，新制度设置了"本期盈余"科目与之相对照，本科目核算各项收支相抵后的余额，应转入"本期盈余"。③"结余分配"科目取消后，将其核算内容转入新制度中的"本年盈余分配"科目。

（4）收入类

《医院会计制度》中的收入类科目，对照到新制度中变化较大，取消了"医疗收入""科教项目收入""财政补助收入"三个总账科目，"其他收入"虽保留总账科目，但其核算内容及范围变窄，不再包括投资收益、捐赠收入、利息收入、租金收入。①"医疗收入""科教项目收入"，新制度用"事业收入"科目来替代，医院应在"事业收入"下设置明细科目分别核算医疗收入和科教项目收入。②"财政补助收入"，对照衔接到新制度"财政拨款收入"科目，核算内容基本相同。③"其他收入"，新制度单设了投资收益、捐赠收入、利息收入、租金收入科目，医院应将"其他收入"所包含的内容对照细分到新制度中相应科目，不再包含到"其他收入"科目下核算。

（5）费用类

费用类科目的对照与衔接：①"医疗业务成本""财政项目补助支出""科教项目支出"，新制度设置"业务活动费用"科目来衔接，医院开展专业业务活动及辅助活动所发生的各种费用应归集到本科目核算。②"管理费用"对应衔接到新制度中的"单位管理费用"科目。③"其他支出"对应衔接到"其他费用"科目。

2. 预算会计科目

（1）预算收入类

新制度中预算收入类科目是在财务会计科目（收入类）名称中增加"预算"二字，体现出财务会计与预算会计的对应关系，便于财务人员理解与运用。需要注意的是"其他预算收入"包括了捐赠、利息、租金等预算收入，医院在确认收入时应当同时计入预算会计收入类科目。①"事业预算收入"，在本科目下设置明细科目用以核算医院的医疗收入、科教项目收入及其他辅助活动取得的现金流入。②"财政拨款预算收入"，医院从同级财政部门取得的各类拨款在预算会计中将通过本科目核算，不再使用"财政补助收入"科目。③"其他预算收入"，本科目核算捐赠、利息、租金、现金盘盈等方面的预算收入。

（2）预算支出类

①新制度中用"事业支出"科目核算预算会计中医院开展专业业务活动及辅助活动发生的现金流出，医院可在"事业支出"科目下设明细科目核算医院发生的各项医疗业务成本、财政项目补助支出、科教项目支出和管理费用等预算支出，或单设"7203 医疗支出""7202 科研支出""7204 行政管理支出"科目进行核算。②"其他支出"，本科目与医院会计制度中的名称及核算内容基本相同。

（3）预算结余类

①新制度中设置了"财政拨款结转""财政拨款结余""非财政拨款结转""非财政拨款结余"科目及对应的"资金结存"科目，在建立新账并进行逐项分析后对应到医院现科目中的"财政补助结转（余）""科教项目结转（余）"。②在新制度中用"专用结余""经营结余""其他结余"科目替代"本期结余"科目，医院应根据结余资金性质，分析属于从非财政拨款结余中提取具有专门用途的资金计入"专用结余"科目，属于经营活动结余计入"经营结余"科目，属于其他收支相抵后的余额则计入"其他结余"科目。③"结余分配"，取消该科目后，新制度设置"非财政拨款结余分配"核算医院非财政拨款结余分配情况。

（二）医院与政府会计报表的衔接

1. 财务报表

新制度保留使用资产负债表、收入费用总表、现金流量表，三张报表内容按照新制度科目重新构成，医院在建立新账时应编制期初科目余额表登计入新账的财务会计和预算会计科目。新制度财务报表中还增加了净资产变动表和附注内容，编制期为年度，净资产变动表属于年度比较报表，以反映医院在会计年度内净资产增减变动情况，医院建立新账并设置好财务系统参数后自动生成报表。附注作为财务报表的补充说明，医院根据实际情况使用和披露。

2. 预算会计报表

新制度在预算会计报表中增加了预算收入支出表、预算结转结余变动表、财政拨款预算收入支出表，三张报表均为全新内容，医院建立新账后根据预算会计科目余额进行填列，按照年度进行编制。

（三）措施与建议

1. 进一步细化会计科目及报表

新制度统一了各级各类行政事业单位会计制度，但公立医院相对于其他事业单位而言，经济业务有其特殊性和复杂性，相关部门应进一步细化政府会计制度中会计科目在医院的使用需求，明确增加多级明细科目核算医院收支业务，增加医疗收支明细表和成本核算报表，从制度上保障医院会计与政府会计的顺利衔接。

2. 梳理医院财务管理流程

在执行新制度前，医院财务管理人员应重新梳理预算管理、会计核算、成本核算、资产及物资管理以及收支业务及报销流程，尽早清理各类往来款项及病人欠费，盘点各类资产、药品、卫材及库存物资，提前打好基础。

3. 提升医院会计核算信息系统

目前，医院会计信息系统已跟不上政府会计制度改革的步伐，医院在执行新制度前需要升级换代现有财务系统、HIS 系统、物资管理系统，将预算会计和财务会计嵌入医院信息系统中，重置医院会计科目和报表，满足新制度核算要求。

4. 加强对财务人员的培训和指导

新制度的实施是一项浩瀚工程，它能否与医院会计顺利衔接与施行，关键取决于财务人员。医院财务人员应积极主动，要树立高度的责任感和使命感，提前学习并熟练掌握新制度，加强实务操作培训，以促进新制度在医院顺利实施。

二、新制度下公立医院财务报告分析

根据《关于贯彻实施政府会计准则制度的通知》（财会〔2018〕21 号）要求，自 2019 年 1 月 1 日起公立医院全面执行政府会计制度（以下简称"新制度"）。《政府会计制度》构建了"双功能""双基础""双报告"的会计核算模式。"双报告"即财务报告和决算报告，其中财务报告基于财务会计核算，决算报告基于预算会计核算。"双报告"满足了不同利益相关者对了解医院财务情况、盈余水平、净资产情况、现金流情况和预算执行情况的需求。公立医院财务报告包含财务报表和报表附注，财务报表包含资产负债表、收入费用表、净资产变动表和现金流量表等。公立医院财务报告分析主要针对财务报表和附注进行。

（一）财务报告分析方法

财务报告分析方法主要包括结构分析法、趋势分析法、比率分析法、比较分析法和因素分析法五种方法，这五种分析方法通常需要交叉使用，从而更好地达到分析效果。

1. 结构分析法

结构分析法又称为垂直分析法、纵向分析法，是将财务报表中某一关键项目的数值作为基数（即 100%），再计算该项目各个组成部分占总体的百分比，以分析总体构成的变化，从而揭示出财务报表中各项目的相对地位和总体结构关系。

2. 趋势分析法

趋势分析法，又称为横向分析法，是通过比较各期财务报表的有关项目金额，分析其变动趋势，从而对未来进行预测的一种分析方法。

3. 比率分析法

比率分析法是对会计报表内两个或两个以上项目之间关系的分析，它用相对数表示，因而又称为财务比率，用以评价公立医院的财务状况和经营能力等。

4. 比较分析法

比较分析法是将财务报表中某些项目或比率与其他的相关资料对比来确定数量差异，以说明和评价公立医院的财务状况和经营业绩等的一种分析方法。

5. 因素分析法

因素分析法是通过分析影响财务指标的各项因素，从而揭示出其对财务指标的影响程度的一种分析方法。

（二）公立医院财务报告分析要点

1. 资产负债表分析要点

与原医院会计制度相比，新制度下资产负债表项目变化不大，但在分析时须关注相关项目的统计口径是否一致。资产需要重点关注货币资金、应收账款净额和固定资产净值等项目。其中其他货币资金要关注核算内容的变化，应收账款要关注坏账准备的计提，固定资产净额需要考虑新旧制度衔接时可能造成的影响。负债需要关注新增加的"预计负债"。净资产在新旧制度转换中变化最大，需要关注其中的每一个项目，尤其是"累计盈余"科目的核算内容。资产负债表在分析时可通过比较年初年末余额变动、资产负债项目构成比率变动情况等，即趋势分析法、结构分析法和比率分析法等分析方法。

2. 收入费用表分析要点

收入费用表新旧制度相比有一定的变化。收入中须关注将原制度中的"其他收入"细分为"捐赠收入""利息收入"和"租金收入"等，还须关注"上级补助收入"变更为一级科目进行核算。费用的科目名称虽有变动，但核算内容基本一致，需关注新制度下费用二级科目如按照政府支出经济分类设置，与原二级科目设置变化带来的影响。此外，需要关注医院全成本核算，以更好地分析科室效益，为医院绩效考核提供有力支持。收入费用表的分析要点是将收入项目与费用项目进行明细分析，通过结构分析法、趋势分析法、比率分析法等分析评价医院的经营状况。

3. 净资产变动表分析要点

净资产变动表是新制度新增加的财务报表，反映公立医院净资产各项目全年的变动情况，包括"累计盈余""专用基金"和"权益法调整"三个科目的年度变动情况。通过对净资产变动分析，督促公立医院有效履行公共受托责任，加强对公立医院国有资产保值和增值情况的管控，促进公立医院更好地履行社会职责。需要重点关注新旧制度转换对净资产科目核算造成的影响，重点关注导致净资产变动的特殊因素，尤其是"以前年度盈余调整"科目的发生额。因净资产的构成项目较少，且重点关注其年度余额变动情况，所以净资产变动表在分析时主要采用比较分析法和趋势分析法。

4. 现金流量表分析要点

现金流量表中的现金流量包含日常活动、投资活动和筹资活动产生的现金流量。公立医院日常活动主要反映医疗业务活动产生的现金流，投资活动产生的现金流量一般较少涉及，筹资活动的现金流量须重点关注相关借款情况。现金流量表是综合反映公立医院财务状况、经营效果等综合实力的经济指标。公立医院现金流量的好坏直接决定着其生存和发展，现金流出现问题则预示着医院面临较大的风险。新制度下现金流量表的项目为政府部门通用，现金流量表分析要点主要关注现金的包含范围、每项活动现金流量净额的增加情况等。现金流量表在分析时可采用比率分析法、趋势分析法等分析方法。

5. 附注分析要点

附注是财务报告的重要组成部分，是对在财务报表中列示的项目所做的进一步说明，以及对未能在财务报表中列示项目的说明。附注涵盖的信息较为复杂，涉及披露的会计政策、会计估计变更信息，以及重要影响或有事项的报表项目信息，以提高财务报表的可读性和实用性。针对财务报表附注的分析，重点分析附注中披露的内容对财务信息分析或医院的发展可能造成的影响或产生的结果。在分析中尤其要关注会计报表重要项目说明和其他重要事项说明中披露的信息。

（三）公立医院财务报告分析存在的问题

1. 财务报告分析体系不健全

公立医院财务报告分析主要集中在报表数据分析，医院财务状况、运行能力和可持续发展水平等财务指标的分析，但未形成健全的财务分析体系，主要表现在以下三方面：第一，针对公立医院的风险分析、绩效考核分析等分析较弱。根据《关于加强三级公立医院绩效考核工作的意见》，"三级公立医院绩效考核指标包括医疗质量、运营效率、满意度评价和持续发展"，其中，公立医院运营效率指标包括医疗资源效率、收支结构、费用控制和经济管理等方面内容，因此，在财务报告分析中，应关注绩效考核指标。第二，财务报告分析主要局限于数据分析，运用管理会计思维分析较弱，与医院管理层的决策和医院战略发展未建立有效的衔接。第三，财务分析不能满足不同利益相关者的需求，未建立针对管理层、所有者和债权人不同角度的全面财务分析体系。

2. 财务指标分析不全面

目前公立医院财务指标分析主要包括预算管理指标、收支结构指标、偿债能力指标、资产运营指标、成本管理指标和发展能力指标等。为了适应公立医院的发展，尤其新制度施行后，公立医院的核算模式发生了较大变化，财务指标亦须进一步健全，而实际工作中公立医院财务指标分析大多采用通用的格式，没有对关键的指标进行全面、多元化分析，如，预算管理指标中缺乏对预算重点项目支出管理的指标分析；绩效考核相关的财务指标较缺乏，目前绩效考核相关指标只在三级公立医院逐步开展，三级以下公立医院很少针对绩效考核指标进行分析。

3. 缺乏与非财务信息结合分析

公立医院财务报告综合反映了财务状况、经营成果和现金流量的信息，但仍存在局限性，如对表外的无形资产无法披露，对医疗服务质量披露不足，对医院重大的决策和风险等信息亦可能存在披露不足，这就导致了财务报告分析必须与其他非财务信息结合才可发挥为医院管理层提供有效决策的作用。而实务分析中，公立医院容易忽视表外信息，财务信息与非财务信息不能有效地结合，影响财务分析作用的发挥，导致管理层不能从财务分析中全面地获取重大的医院决策相关信息及判断依据。

（四）加强公立医院财务报告分析的建议

1. 健全财务报告分析体系

公立医院财务报告分析体系应包含财务信息与非财务信息、数据信息与管理信息、指标信息与非指标信息、常规信息与风险信息。健全公立医院财务报告分析体系，需要健全预算管理、成本控制和绩效管理等内控管理体系；需要提高财务人员的专业素质和分析能力；需要管理层和其他相关部门的支持。通过健全财务报告分析体系，使财务报告分析能够全面地分析出医院的财务情况、运营情况、绩效考核和风险管理能力等，为管理层决策提供有力的支撑。

2. 完善财务指标分析

完善公立医院财务指标分析，须完善公立医院财务指标分析的全面性和细致性。需要进一步加强针对公立医院风险管理能力、绩效考核能力等方面的指标分析，进一步细化针对公立医院成本管理和预算管理等的指标分析。分析中须注意财务指标在计算过程中保持数据口径一致，建议对医院财务指标进行年度比较分析，并与其他公立医院标准数据进行对比分析，找出差距，提出相应的改进建议。

3. 加强附注等非财务信息分析

承诺或担保事项、或有事项（如未决诉讼）、资产负债表日后非调整事项（如已确定获得或支付的赔款）、重大资产转让或出售以及重大融资和投资活动等附注信息披露中的重大事项等足以影响医院的财务数据和发展能力，因此必须重视报表附注中披露的内容，并强化对其分析。报表附注中披露的与公立医院战略发展的信息越紧密、越相关，越有利于管理层根据其做出判断和决策。针对报表附注等非财务信息分析可采用定性分析与定量分析相结合的方法，定量分析重大事项可能造成的财务影响，定性分析可能对医院发展造成的影响。

总之，加强公立医院财务报告分析，不仅可以综合反映公立医院的财务状况、发展能力和风险水平等，更为管理层的战略决策提供强有力的数据支持，是公立医院持续发展中不可或缺的重要支撑。

第二章　医院预算管理分析

第一节　医院预算

一、医院预算的含义

（一）预算的概念

医院预算是指医院按照国家有关规定，根据事业发展计划和目标编制的年度财务收支计划。医院预算是对预算年度内医院财务收支规模、结构和资金渠道所做的预计，是预算年度内医院各项事业发展计划和工作任务在财务收支上的具体反映，是医院财务活动的基本依据，是保证财务收支活动有计划、有步骤进行的基础和前提，是实现财务管理目标的重要手段和依据。医院实行全面预算管理，有利于贯彻执行国家医疗卫生政策；有利于保证收支平衡，防范财务危机；有利于强化政府监管，改进和完善财务管理；有利于强化财务分析，便于绩效考核。

医院应加强预算管理，规范预算编制、审批、执行、调整、考核与评价，增强经济管理能力，提高运行效率。医院应维护预算的严肃性，规范预算编制及调整，加强预算收入与预算支出管理，严格预算执行与考核。医院应严格执行已批复预算，不得随意调整预算支出用途，避免预算编制与执行"两张皮"的情况。未经批准医院不得调整预算，医院不得做出任何使原批准的收支平衡的预算的总支出超过总收入或使原批准的预算中举借债务数额增加等决定。

（二）预算的内容

医院预算按公历年度编制财务收支预算，不得延长或缩短预算编制期间。将所有收支纳入预算管理，体现了预算的完整性。医院预算包括收入预算和支出预算：收入预算包括医疗收入、财政补助收入、科教项目收入和其他收入；支出预算包括医疗支出、财政项目补助支出、科教项目支出、管理费用和其他支出。收入预算与支出预算是一个有机的预算整体，互为条件，互相依存。要准确、科学、合理测定收支，不得人为高估或压减。不得编制无依据、无标准、无明细项目的预算。

二、预算管理

（一）预算管理办法

对于预算管理办法的内涵，要注意把握好以下几点：

1. 核定收支

卫生主管部门和财政部门根据医院的特点、事业发展计划、工作任务、财务状况以及财政补助政策，对医院编报的全年收入和支出预算予以核定。核定收支是国家对医院实行预算管理的基础环节，目的是根据医院职能定位和工作任务，合理确定其收支规模，为开展预算管理和核定政府补助提供依据。在核定经常性收入方面，医疗收入可根据核定的医疗服务任务及前几年医疗服务平均收入情况，并综合考虑影响医疗收入的特殊因素核定。在核定经常性支出方面，可以按人员、业务经费分项定额核定。即：人员经费按定员定额的方式核定；业务经费根据核定的医疗服务和公共卫生服务任务的数量、质量和成本定额等综合核定。也可以根据核定的医疗服务和公共卫生服务任务的数量、质量及单位综合服务成本，综合考虑以前年度支出水平和有关特殊因素，核定医疗服务和公共卫生服务支出预算额度。药品收入和支出可根据药品采购价格和合理用药数量以及加成因素等核定。其他收入和支出可根据以前年度水平并扣除不合理因素核定。

2. 定项补助

根据区域卫生规划、群众卫生服务需求、收支状况、财政保障能力等情况，按照一定标准对医院的某些支出项目给予财政补助。定项补助主要用于医院基建、设备购置等方面。补助项目的确定，必须根据医院长远或阶段性工作任务和工作计划，突出工作重点，并有利于加强政府宏观管理、落实区域卫生规划。项目应当目标明确、内容具体，有相应的管理实施办法。根据政府卫生投入政策的要求，政府举办的公立医院的基本建设和设备购置等发展建设支出，经国家发展改革委员会等有关部门批准和专家论证后，建立政府专项补助资金项目库，所需资金由政府根据轻重缓急和承受能力逐年安排。政府对包括公立医院在内的各类医院承担的公共卫生任务，按政府卫生投入政策确定的标准给予专项补助。应确保政府指定的紧急救治、援外、支农、支边等公共服务经费。公立医院重点学科建设项目，由政府安排专项资金予以支持。对于中医医院（民族医医院）、传染病医院、精神病医院、职业病防治医院、妇产医院、儿童医院，在安排投入时应予以倾斜。公立医院的政策性亏损，按规定动用事业基金弥补后仍有差额的，由同级政府核定补助。政府举办的公立医院的离退休人员符合国家规定的离退休费用，在事业单位养老保险制度改革前，由同级财政根据国家有关规定核定补助，事业单位养老保险制度改革后，按相关规定执行。

3. 超支不补

医院的收支预算经财政部门和卫生主管部门核定后，必须按照预算执行，采取措施增收节支。除特殊原因外，对超支部分，财政部门和卫生主管部门不再追加补助。这既是维护预算严肃性的必然要求，也是督促医院加强成本管理、合理控制费用的客观需要。医院应加强收支管理，原则上应以财政部门和卫生主管部门核定的收入和支出计划为准，努力增收节支。对于不合理的超支，财政和主管部门不再追加补助，还应追究相关责任人的责任。同时，增收节支数字要真实，不得弄虚作假，更不应因"超支不补"就压缩工作任务，不能把正常的业务支出压缩下来当作结余，避免因为经费保障不到位影响医疗安全和服务质量。

4. 结余按规定使用

增收节支形成的结余应按国家规定区别使用。具体来说，一是专项补助结余应按规定用途使用；二是执行"超收上缴"的医院应按规定将超收部分上缴财政，用于支持本地区卫生事业发展；三是除有限定用途的结余及超收上缴部分外，结余的其他部分可留归医院，按国家有关规定用于事业发展，不得随意调整用途。

上述预算管理办法符合公立医院自身特点，有利于政府加强对医院的预算管理，体现了公立医院的公益性特征。

地方可结合本地实际，对有条件的医院开展"核定收支、以收抵支、超收上缴、差额补助、奖惩分明"等多种管理办法的试点。为体现公立医院的公益性质，有条件的地方，可要求公立医院将超收部分上缴财政，由同级财政部门会同主管部门统筹专项用于本地区卫生事业发展和绩效考核奖励。这样做，一是可以拓宽医疗卫生事业发展资金渠道，提高资金使用效益；二是可以督促公立医院合理控制收支规模，避免趋利倾向，更好地服务于群众健康。医院应当提高服务效率，积极组织收入，控制医药费用，将整体收入和支出控制在合理的范围以内，避免收不抵支或结余过多。

（二）预算管理要求

预算管理要求内涵：全面预算管理要求内容全面、过程完整、主体齐全。主要体现在：一是预算管理内容要全面。明确医院要将全部的收入支出纳入预算管理，并将收支预算落实到医院内部各部门，全面反映整体的收支活动情况，不能仅反映部分收支情况。二是预算管理过程要完整。医院应建立健全预算管理制度，对预算编制、审批、执行、调整、决算、分析和考核实施的全过程进行有效监管，发挥预算管理在医院经济运行中的主导作用。三是预算管理主体要齐全。医院全面预算管理需要医院自身、主管部门以及财政部门共同参与，各负其责，形成管理合力。

（三）预算的内部控制

1. 预算控制的概念

预算控制有广义与狭义之分。广义的预算控制是指通过对预算的编制、审批、执行、调整、分析、考核等环节，实施事前、事中、事后全过程的控制；狭义的预算控制则是指利用预算对经济活动过程进行的控制，也可以称事中控制。

2. 预算控制的目的和意义

预算控制是单位内部财务会计控制的一种主要方法。因此，建立健全医院预算控制制度，保证预算编制程序规范、审批程序合法、预算执行合规、预算调整有据、预算考核与评价奖惩分明，并将全部经济活动纳入预算控制体系，对于加强财务管理、提高社会效益和经济效益，保障投资决策管理的科学性与支出的高效性，促进医疗卫生事业的快速发展，具有十分重大的意义。

3. 预算控制范围

预算控制的范围要涵盖预算的编制、审批、执行、调整、分析、考核等全过程。

医院的预算控制工作是一个复杂的系统工程，是内部控制的一个重要方面，也是医院成本控制的一个重要手段，涉及医院各部门及全部经济活动。

4. 预算控制要点

医院预算控制的要点主要包括预算编制控制、预算审批程序控制、预算执行过程控制、预算调整控制、预算分析与考核评价控制。在每一个控制环节中，都要认真建立健全预算控制制度，落实控制和监督的责任制。

5. 预算控制方法

医院的预算控制，要按照要求，运用不相容职务相互分离、建立健全岗位责任制、授权批准、审计监督、内部报告等控制方法，对预算编制、审批、执行、调整、分析、考核与评价等方法进行控制。

第二节　业务预算分析

医院业务预算是对医院预算期内医院日常医教研活动的具体安排。按照全面预算的编制顺序，业务预算是全面预算编制的起点，它主要包括收入预算、支出预算。业务预算在执行过程及结束后。为了分析预算执行结果与预算标准之间的差异，揭示预算执行中存在的问题，为医院预算的执行提供重要的资料和数据支持，保证业务预算的执行和控制按照既定的目标进行，医院需要对本期预算的执行结果进行分析。

一、医院业务预算的总括分析

为了从宏观上掌握业务预算的完成情况，分析收入、支出、成本等因素变化情况，首先应从综合性预算指标入手，对医院预算期的经营预算执行结果进行总括分析。

例如，某医院对 2019 年的预算执行结果与预算标准进行了总括分析，分析结果如表 2-1 所示。

表 2-1　某医院业务预算完成情况总括分析

单位：万元

项目	实际数（2019）	预算数（2019）	实际比预算增减额	实际比预算增减 /%
一、医疗收入	388237	360000	28237	7.84
加：财政基本补助收入	3240	3240	0	0
减：医疗业务成本	362234	330000	32234	9.77
减：管理费用	24212	28480	−4268	−14.99
二、医疗结余	5031	4760	272	5.71
加：其他收入	5000	4000	1000	25.00
减：其他支出	405	400	5	1.25
三、本期结余	9626	8360	1267	15.16
减：财政基本补助结转				
四、结转入结余分配	9626	8360	1267	15.16
减：年初未弥补亏损				
加：事业基金弥补亏损				
减：提取职工福利基金	2888	2508	380	15.15
转入事业基金	6738	5852	887	15.16
期末未弥补亏损				

续表 2-1   单位：万元

项目	实际数（2019）	预算数（2019）	实际比预算增减额	实际比预算增减 / %
五、本期财政项目补助结转（余）	4844	0	4844	—
财政项目补助收入	10202	10202	0	0
减：财政项目补助支出	5358	10202	−4844	−47.48
六、本期科教项目结转（余）	416	200	216	108.00
科教项目收入	980	700	280	40.00
减：科教项目支出	564	500	64	12.80

表 2-1 的资料显示该医院 2019 年业务预算的总括完成情况，确定了预算执行结果与预算标准的差异。从总体上看，该医院医疗收入预算完成率为 107.84%，其他收入完成率为 125%，医疗业务成本完成率为 109.77%，管理费用完成率为 85.01%，医疗结余完成率为 105.71%，本期结余完成率为 115.16%。要详细弄清楚各项预算指标的完成情况及其造成预算执行结果与预算标准之间的差异，还需要对各项预算指标逐一展开分析。

二、医疗收入预算分析

医疗收入的增减一般是由于业务量和均次费用两个因素的影响所致，即医疗收入实际数与预算数的差异是由业务量及均次费用的差异构成的。门诊医疗收入的增减受到门急诊量和每门诊急诊人次费用的影响；住院医疗收入受到住院实际占用床日和每床日费用的影响。因此，进行医疗收入的差异分析，首先就要确定这两个因素差异的数额。

相关计算公式如下：

门诊医疗收入 = 门急诊人次 × 每门急诊人次费用；

住院医疗收入 = 实际占用床日 × 每床日费用。

所以，业务量、均次费用及总差异的计算公式如下：

门急诊数量差异 =（实际数量 − 预算数量）× 每门诊人次预算费用；

门诊费用数量差异 =（实际费用 − 预算费用）× 实际数量；

门诊医疗收入总额差异 = 门急诊数量差异 + 门诊费用数量差异。

住院数量差异 =（实际数量 − 预算数量）× 每住院床日预算费用；

住院费用数量差异 =（实际费用－预算费用）× 实际数量；

住院医疗收入总额差异 = 住院数量差异 + 住院费用数量差异。

数量差异是由于实际业务量高于或低于预算业务量而造成的医疗收入差异；费用差异是由于实际费用指标高于或低于预算费用指标而造成的医疗收入差异。

例如，2020 年 1 月，某医院采用因素分析法对 2019 年的预算执行结果与预算标准进行了分析，计算结果如表 2-2 所示。

表 2-2　2019 年医疗收入预算完成分析

项目名称	收入预算额			实际收入额			差异分析（万）		
	数量（万）	均次费用	金额（万）	数量（万）	均次费用	金额（万）	数量变动	均次费用变动	合计
门诊	380	320	121600	407.33	336.55	137087	8746	6741	15487
住院	119.2	2000	238400	122.48	2050.54	251150	6560	6190	12750
合计			360000			388237	15306	12931	28237

通过表 2-2 可以看出：

门诊及住院业务量数量差异 = Σ（实际数量－预算数量）× 预算均次费用

=（407.33-380）×320+（122.48-119.20）×2000

=15306（万元）

均次费用数量差异 = Σ（实际均次费用－预算均次费用）× 实际数量

=（336.55-320）×407.33+（2050.54-2000）×122.48

=12931（万元）

医疗收入差异 = 业务量差异 + 均次费用差异

=15306+12931

=28237（万元）

分析发现该医院 2019 年医疗收入预算完成有如下几个特点：

（1）由于门急诊人次增加导致医疗收入增加 8746 万元，占门诊医疗收入增加额的 56.47%；由于每门诊人次费用增加而导致医疗收入增加 6741 万元，占门诊医疗收入增加额的 43.53%。

（2）由于住院实际占用床日增加导致医疗收入增加 6560 万元，占住院医疗收入增加额的 51.45%；由于每床日费用增加而导致医疗收入增加 6190 万元，占住院医疗收入增加额的 48.55%。

（3）医疗收入总额比预算多 28237 万元，是由于业务量增加医疗收入 15306 万元和均次费用增加医疗收入 12931 万元所致。其中，由于业务量增加的收入占 54.20%，均次费用增加的收入占 45.8%，因此医院业务量的增加是医疗收入增加的主要原因。

影响医院业务量和均次费用的原因很多，在分析时应该详细分析影响医院门急诊人次、住院实际占用床日及每门诊人次费用、每床日费用增减的原因。另外，在分析医院医疗收入预算完成情况时，还应该对医疗科室、医疗收入结构等进行分析，以便真实、详细分析医院医疗收入预算的执行情况。

三、医疗成本预算分析

医疗成本预算分析是对预算期内实际成本与预算医疗成本之间差异的分析。造成医院预算成本差异的原因：一是由于业务量变动而导致的差异；二是由于业务量单位成本变动而产生的差异。所以，医疗成本差异可分为业务量差异和成本差异两部分。

计算公式如下：

门急诊医疗成本＝门急诊人次 × 每门急诊人次成本

住院医疗成本＝床日实际占用 × 每床日成本

所以，业务量、均次成本及总差异的计算公式如下：

门急诊量成本差异＝（实际数量－预算数量）× 每门诊人次预算成本；

门急诊均次成本数量差异＝（实际成本－预算成本）× 实际数量；

门急诊医疗成本总额差异＝门急诊成本差异＋门急诊均次成本数量差异。

住院床日数量成本差异＝（实际数量－预算数量）× 每住院床日预算成本；

住院床日均次成本数差异＝（实际成本－预算成本）× 实际数量；

住院医疗成本总额差异＝住院数量成本差异＋住院床日均次成本数量差异。

例如，2020 年 1 月，某医院采用因素分析法对 2019 年的医疗成本预算执行结果与预算标准进行了分析，计算结果如表 2-3 所示：

表 2-3　2019 年医疗成本预算完成分析

项目名称	成本预算额			实际成本额			差异分析（万元）		
	数量（万）	均次成本	金额（万元）	数量（万）	均次成本	金额（万元）	数量变动	均次成本变动	合计
门诊	380	290	110200	407.33	296.133	120624	7926	2498	10424
住院	119.2	1843.96	219800	122.48	1972.65	241610	6048	15762	21810
合计			330000			362234	13974	18260	32234

通过表 2-3 可以计算出：

门诊及住院业务量数量差异 = ∑（实际数量 - 预算数量）× 预算均次成本

=（407.33-380）×290+（122.48-119.20）×1843.96

=13974（万元）

均次成本数量差异 = ∑（实际均次成本 - 预算均次成本）× 实际数量

=（296.133-290）×407.33+（1972.65-1843.96）×122.48

=18260（万元）

医疗成本差异 = 业务量差异 + 均次成本差异

=13974+18260

=32234（万元）

分析发现该医院 2019 年医疗成本预算完成有如下特点：

（1）由于门急诊人次增加导致医疗成本增加 7926 万元，占门诊医疗成本增加额的 76.04%；由于每门诊人次成本增加而导致医疗成本增加 2498 万元，占门诊医疗收入增加额的 23.96%。

（2）由于住院实际占用床日增加导致医疗成本增加 6048 万元，占住院医疗成本增加额的 27.73%；由于每床日成本增加而导致医疗成本增加 15762 万元，占住院医疗成本增加额的 72.27%。

（3）医疗成本总额比预算多 32234 万元是由于业务量增加医疗成本 13974 万元和均次成本增加医疗成本 18260 万元所致，其中由于业务量增加的成本占 43.35%，由于均次费用增加的收入占 56.65%。

（4）对比医院医疗收入指标与成本指标可知，该医院的均次成本指标均超预算，显示该医院的盈利能力下降，医院应加强对成本的管理与控制。

影响医院业务量和均次成本的原因很多，在分析时应详细分析影响医院门急诊人次、住院实际占用床日及每门诊人次成本、每床日成本增减的原因。另外，在分析医院医疗成本预算完成情况时，还应该对医疗科室、医疗成本结构等进行分析，以便真实、详细地分析医院医疗成本预算的执行情况。

四、医疗收支结余预算分析

医疗收支结余预算分析是对预算期内实际收支结余与预算收支结余之间差异进行分析。造成医疗收支结余差异的原因：一是由于工作量变动而导致的差异；二是由于均次收入变动而产生的差异；三是由于均次成本变动而产生的差异。计算公式如下：

例如，2020年1月，某医院采用因素分析法对2019年的医疗收支结余预算执行结果与预算标准进行了分析，计算结果如表2-4所示。

表2-4　2020年医疗收支预算完成分析

项目名称	预算			实际			差异分析/万元		
	服务量（万）	均次收入（元）	均次成本（元）	服务量（万）	均次收入（元）	均次成本（元）	服务量影响(万元)	均次收入影响（万元）	均次成本影响（万元）
门诊	380.00	320	290.00	407.33	336.55	296.13	819.90	6741.31	-2498.16
住院	119.20	2000	1843.96	122.48	2050.54	1972.65	511.81	6190.14	-15761.95
合计							1331.71	12931.45	-18260.11

按照上述公式，通过表2-4可以计算如下：

1. 由于工作量变动对收支结余的影响

门诊服务量对收支结余影响＝实际门诊服务量 × 预算门诊均次收入 × 预算收入结余率 - 预算门诊收支结余

＝407.33×320×（30÷320）-380×（320-290）

＝819.90（万元）

住院服务量对收支结余影响＝实际住院服务量 × 预算住院均次收入 × 预算收入结余率 - 预算住院收支结余

＝122.48×2000×（156.04÷2000）-119.2×（2000-1843.96）

＝511.81（万元）

由于门诊及住院服务量增加而导致收支结余增加：

819.90+511.81=1331.71（万元）

2. 由于均次收入变动对收支结余的影响

门诊均次收入对收支结余的影响＝门诊实际收入－实际门诊服务量×预算门诊均次收入

=407.33×336.55-407.33×320

=6741.31（万元）

住院均次收入对收支结余的影响＝住院实际收入－实际住院服务量×预算住院均次收入

=122.48×2050.54-122.48×2000

=6190.14（万元）

由于门诊及住院均次收入增加而导致收支结余增加：

6741.31+6190.14=12931.45（万元）

3. 由于均次成本变动对收支结余的影响

门诊均次成本对收支结余的影响＝门诊实际服务量×预算门诊均次成本－门诊实际成本

=407.33×290-407.33×296.133

=-2498.16（万元）

住院均次成本对收支结余的影响＝住院实际服务量×预算住院均次成本－住院实际成本

=122.48×1843.96-122.48×1972.65

=-15761.95（万元）

由于门诊及住院均次成本变动而导致收支结余为：

-2498.16-15761.95=-18260.11（万元）

以上三个因素变动对医疗收支结余的总影响如下：

（1）门诊及住院服务量增加而影响收支结余为1331.71（万元）。

（2）门诊及住院均次收入增加而影响收支结余为12931.45（万元）。

（3）门诊及住院均次成本变动而影响收支结余为-18260.11（万元）。

各因素变动对收支结余的影响合计为-3996.95（万元）。

分析发现该医院 2019 年医疗业务收支结余预算执行有如下特点：

（1）由于服务量增加，导致医疗业务收支结余增加 1331.71 万元；由于均次收入增加导致医疗收支结余增加 12931.45 万元；由于均次成本增加而导致医疗收支结余减少 18260.11 万元。上述三个因素导致医院医疗收支结余较预算减少 3996.95 万元。

（2）从上述三个因素的影响程度来看，均次成本对医疗业务收支结余影响较大，均次收入影响其次，而服务量对该医院医疗收支结余影响最小。因此，均次成本提高是导致该医院没有完成医疗业务收支结余预算的主要因素。

（3）通过上述分析可知，该医院收入的增长慢于成本的增长，说明该医院的盈利能力下降，今后应加强对成本的管理与控制。

影响医院业务量和均次成本的原因很多，在分析时应该详细分析影响医院门急诊人次、住院实际占用床日及每门诊人次成本、每床日成本增减的原因。另外，在分析医院医疗成本预算完成情况时，还应该对医疗科室、医疗成本结构等进行分析，以便真实、详细地分析医院医疗成本预算的执行情况。

需要说明的是，在运用因素分析法进行分析计算时，虽然各因素影响数的综合与所分析指标总差异是相等的，但由于各因素替代计算的顺序不同、某种假定的前提条件不同，总会给各因素影响的数额带来一定的差异。这就要求我们根据因素之间的逻辑关系及性质特征，确定合理的因素替代顺序和假定条件，并保持一贯性，以保证分析结果的准确性和可比性。

五、管理费用预算分析

管理费用是指医院行政及后勤管理部门为组织、管理医疗、科研、教学业务活动所发生的各项费用，包括医院行政及后勤管理部门发生的人员经费、公用经费、资产折旧（摊销）费等费用，以及医院统一负担的离退休人员经费、坏账损失、银行借款利息支出、银行手续费支出、汇兑损益、聘请中介机构费、印花税、房产税、车船使用税等。管理费用预算执行差异是指实际管理费用支出与预算标准之间的差额。因为管理费用基本上属于医院的固定费用支出，其具体项目又可以根据是否进行人为控制细分为约束性管理费用和酌量性管理费用两部分；同时，医院的管理费用预算一般采取按明细项目逐一分解落实到各个职能管理部门的办法。因此，医院应从两方面进行管理费用预算执行差异分析。

一是按照管理费用项目的不同习性进行差异分析。对约束性管理费用差异要重点分析其发生依据的合理性；对酌量性管理费用差异要重点分析其支出的必要性。二是对职能部门进行差异分析，医院要在各个职能部门管理费用差额分析的基础上，逐项分析造成管理费用项目差异的原因。

第三节　资本预算分析

资本预算是对医院长期投资活动的总体安排，它涉及医院规划、评价、选择、决策、实施等长期投资活动的全过程。医院的资本性支出预算主要包括基本建设、固定资产、大型维修、信息项目等。资本预算虽不涉及医院的日常运营活动，但其数额占医院资金支出的比例较大，因此会影响医院的财务状况。资本预算的编制与执行对医院的未来发展具有重要作用，因此，对医院资本预算执行结果进行分析、考评可以为医院加强资本预算编制、执行提供有效的决策依据。

一、资本性投资预算的特点

资本性投资的特点源于投资活动的特性，与运营预算相比，资本性预算具有以下特点：

（一）资本性预算的编制具有一次性

资本性预算的对象是医院一次性的资本性投资活动，随着资本性投资活动的完成，针对该项目的长期投资预算也随之结束。

（二）资本性支出预算的编制具有很强的专业技术性

资本性支出不仅涉及基本建设、更新改造等技术性很强的活动，而且涉及股份、债券等专业性特点明显的资本运作，这就决定了资本性投资预算编制的专业性和技术性。

（三）资本性支出预算的过程具有不确定性

资本性投资预算的编制依据主要是可行性研究报告和医院长期投资决策，而可行性研究报告和长期投资决策都是根据大量预测结果做出的，预测结果的不确定性，决定了资本性投资预算过程的不确定性。

（四）资本性支出预算的内容具有风险性

不论是对内投资，还是对外投资，不仅需要投入大量资金，而且投资项目完成后会形成大量的沉没成本和长期资产，如果市场、技术、价格等客观经济环境发生变化，都会给医院的长期投资带来风险。

（五）资本性预算的周期具有长期性

资本性投资活动的周期往往跨越数月、数年，因此，资本性投资预算的时间与运营预算相比具有长期性，而且不受会计期间的制约。

（六）资本性投资的结果具有不可逆转性

长期资本性投资预算一旦实施，其执行结果往往需要很长时间才能显现出来。同时，资本性投资具有不可逆转性，一旦投资失误，就很可能会给医院造成大的损失。

二、投资项目的可行性分析

（一）项目可行性分析的含义

项目可行性分析指从技术上、经济上论证投资项目可行性的投资项目管理活动，是运用多种学科的理论和方法，寻求使投资项目达到最佳经济效益和社会效益的综合研究方法。由于长期投资需要涉及大量的资金投入，并在较长时间内对医院的财务状况和运营状况产生持续影响，同时，长期投资具有不可逆转性，因此，对长期投资决策方案的选择，绝不能凭主观臆断，轻率拍板，必须十分重视决策的科学化，必须进行可行性研究，做好项目的技术经济论证，并对各个投资方案进行经济效益分析，然后从中选择最优方案。

长期投资方案决策是否合理，是医院今后能否保持可持续发展能力的关键，因此在决策时，考虑的重点除认真研究技术的先进性和实用性外，还应从成本和效益的关系上重点评价投资方案在经济上的合理性，达到技术和经济的统一与最优化。同时，医院的投资决策还应考虑同政府卫生保健计划相适应，以及投资项目的社会效益等有关因素，如受益病人数、病人可能受益程度、受益地区的社会人口统计特征、该地区的经济状况、文化因素等。也就是说，医院在进行投资决策时，必须在充分利用财务会计资料、社会因素及其他有关信息的基础上，采取科学的方法，遵循科学的程序，对可行的备选方案进行科学的分析、比较和论证，以便从中选出经济效益好、质量优、投资省、社会效益好的投资方案。

（二）项目可行性研究的主要内容

医院项目可行性研究的内容及侧重点因投资数额及性质的不同而存在很大的差异。但一般应包括以下内容：

1. 投资必要性

主要是根据医疗市场的调查及预测结果，以及有关卫生政策、医保政策等因素，论证项目投资建设的必要性。在投资必要性的论证上，一是要做好投资环境的分析，对构成投资环境的各种要素进行全面的分析论证；二是要做好市场调查研究，包括市场供求预测、竞争力分析、价格分析等。

2. 技术可行性

主要从项目实施的技术角度，合理设计技术方案，并进行比较和评价。

3. 财务可行性

政府举办的非营利性医院长期投资资金主要来源于政府投资、医院自筹及适度举债等。医院在进行投资项目的选择时，必须充分考虑资金来源及承受能力，要从项目及医院自身的角度，设计合理的财务方案，评价项目的财务盈利能力、现金流量计划及债务清偿能力。

4. 政策可行性

医院的重要项目必须按照有关政策和规定执行，必须进行可行性分析；须经领导集体决策；医院重要的投资项目必须事先立项；必须符合国家政策的规定；必须经过主管部门或财政部门的批准。

5. 组织可行性

需要制订合理的项目实施计划，设计合理的组织机构，选择经验丰富的管理人员，建立良好的协作关系，制订合适的培训计划等，保证项目建设能够顺利进行。

6. 社会可行性

主要分析项目对社会人群健康的影响，包括医疗质量改进、服务可及性、技术提升、医疗卫生资源配置与使用等方面。

7. 风险因素及对策

主要对一项目的市场风险、技术风险、财务风险、政策风险、组织风险、社会及经济风险等因素进行评价，制定规避风险的对策，为项目全过程的风险管理提供依据。

（三）可行性研究报告的编制

项目可行性研究的最后成果是编制一份可行性研究报告作为正式文件。这份文件既是投资项目报审决策的依据，也是向政府申请财政拨款及向银行借款的依据。可行性研究报告要实事求是地对项目要素进行全面分析、论证和评估，详细论述投资项目在经济上的必要性、现实性，在技术上和设备上的先进性、适用性、可靠性，在政策上的合法性、合规性，在环境及建设上的可行性等。

可行性研究报告的一般格式和内容如下：

1. 项目建设概况

（1）项目背景；

（2）可行性研究结论；

（3）主要技术经济指标表；

（4）存在问题及建议。

2. **项目建设背景及可行性**

（1）项目提出背景；

（2）项目发展概况；

（3）投资必要性。

3. **项目市场预测与建设规模**

（1）市场概况；

（2）市场预测；

（3）市场战略；

（4）建设规模和学科发展。

4. **建设条件与场址选择**

（1）建设条件；

（2）场址选择。

5. **项目工程技术方案**

（1）项目组成；

（2）技术方案；

（3）总平面布置和运输；

（4）土建工程。

6. **节能节水与环境保护**

（1）节能及节水；

（2）环境保护。

7. **劳动保护、安全卫生、消防**

（1）劳动保护；

（2）安全卫生；

（3）消防。

8. **医院组织和人员配置**

（1）医院组织；

（2）人员配置；

（3）员工培训。

9. 项目实施进度安排

（1）工程项目管理；

（2）项目实施进度。

10. 项目投资估算与资金筹措

（1）投资估算；

（2）资金筹措；

（3）投资使用计划。

11. 项目经济评价与敏感性分析

（1）医疗收入、医疗成本；

（2）项目经济技术指标评价：投资回收期、内含报酬率等；

（3）不确定性分析；

（4）敏感性分析。

12. 社会效益分析

（1）社会效益分析；

（2）项目与所在地区互适性分析。

13. 风险分析

（1）风险类别；

（2）风险应对措施。

14. 可行性研究结论与建议

（1）结论；

（2）建议。

附件：

（1）项目承办单位营业执照、法人证书复印件；

（2）当地规划、国土、环保等部门关于项目的支持文件；

（3）查新检索报告；

（4）检测报告；

（5）相关知识产权、专利技术复印件；

（6）相关银行贷款承诺；

（7）其他相关证明材料；

（8）项目技术经济分析报表。

三、投资项目不确定性分析

投资项目的不确定性分析主要是指采用专门的方法，分析、研究与投资项目相关的各种不确定性因素，确定由于不确定性因素变化而对投资项目评价结论带来的影响程度，以便预先采取措施与对策，避免投资项目决策的失误，提高决策的科学性和有效性。

投资项目不确定性分析的方法主要有盈亏平衡分析法、敏感性分析法等。

（一）盈亏平衡分析法

盈亏平衡分析法是通过盈亏平衡点分析投资项目对各种不确定性因素变化承受能力的一种方法。不确定性因素的变化会影响投资方案的经济效果，当这些因素的变化达到某一临界值时，就会影响方案的取舍。盈亏平衡分析的目的就是找出这个临界值，也就是找到盈亏的平衡点，盈亏平衡点越低，说明项目盈利的可能性越大，亏损的可能性越小，因而项目具有承受较大风险的能力。所以，通过盈亏平衡分析法可以判断投资方案对不确定因素变化的承受能力，为投资决策提供科学依据。

在盈亏平衡关系中，影响结余的主要因素有单价、单位成本、业务量和固定成本总额，求出业务量和单价的最小允许值，单位变动成本和固定成本总额的最大允许值，就可以得到盈亏的临界点，超越了这些临界值就会由盈利变为亏损。相关临界值的技术公式为：

（1）结余（利润）＝（单价－单位变动成本）× 服务量－固定成本；

（2）服务量＝固定成本／（单价－单位变动成本）；

（3）服务单价＝（固定成本＋单位变动成本 × 服务量）／服务量；

（4）单位变动成本＝（单价 × 服务量－固定成本）／服务量；

（5）固定成本＝（单价－单位变动成本）× 服务量。

下面通过实例来说明：

例如，某医院某服务项目，单价 10 元，单位变动成本为 6 元，全年固定成本预计200000 元，服务量计划为 500000 次，全年收支结余为 1800000 元。

根据已知数据，分别代入上述公式，即可求得：

（1）单位变动成本的最大允许值：

$$单位变动成本 = \frac{500000 \times 10 - 200000}{500000}$$

$$= 9.6（元）$$

就是说，当单位变动成本由 6 元上升到 9.6 元时，该项目结余就由 1800000 元降至零。所以，单位变动成本的最大允许值为 9.6 元。

（2）固定成本的最大允许值：

固定成本 =500000×（10-6）=2000000（元）

这就是说，固定成本的最大允许值为 2000000 元，超过了该项目就会发生亏损。

（3）服务量的最小允许值：

$$服务量 = \frac{200000}{10 - 6} = 50000（次）$$

该项目服务量最小允许值为 50000 次，是盈亏临界点，或者说，实际服务量只要完成原服务量计划的 1/10，该项目就可以保本。

（4）服务单价的最小允许值：

$$服务单价 = \frac{500000 \times 6 + 200000}{500000} = 6.4（元）$$

也就是说，该项目的服务单位价格最小允许值为 6.4 元，低于 6.4 元，该项目就会发生亏损。

盈亏平衡分析法简单易懂，通过对服务量、单价、变动成本、固定成本这些因素的分析，有助于了解投资项目可能承担的风险，有助于合理安排服务项目，有助于医院正确决策。

（二）敏感性分析法

1.敏感性分析含义

项目投资敏感性分析法是指在投资方案决策分析中为了提高决策的正确性和可靠性，防止同该方案相关的有关因素变动而可能造成的不良影响与后果而进行的计量与预测分析其影响程度的一种技术分析方法。它主要用来探讨如果与预测或决策有关的某个因素发生变动，那么该项预测或决策的预期结果将会受到什么样的影响。一般来说，敏感性是指与某项目相关的某一因素发生变动，对反映投资项目经济效益的决策指标的影响程度，如果某一因素变动小，而对决策指标的影响很大，表明该相关因素的敏感性很强，在决策中应视为重点关注因素。相反，假如某一因素变动较大，而由此带来的影响很小，则表明该因素的敏感性较弱。

项目投资的敏感性分析，可以使医院的管理者及早预见到同决策方案相关的因素，在多大范围内变动，不至于影响到方案的可行性，以及对投资该项目预期经济效益的影响。同时，一旦有关因素的变动影响方案的执行，医院管理者可以及时地采取措施，并对方案进行必要的修正与调整，以使自己处于有利的地位。因此，借助于敏感性分析，医院管理者可以及时地评价和认识原定的投资方案，做到胸中有数，预先防范，避免因决策失误而给医院带来经济损失。

2. 现金净流量及使用年限的变动对净现值的敏感性分析

例如，某医院为满足医疗需求，拟购置一台 B 超仪，预定投资报酬率为 12%，该设备购买价为 330000 元，运输及管理费 2000 元，使用期为 5 年，期满无残值，经测算，每年可获现金净流量为 100000 元。属可行方案。

现要求对该投资项目进行敏感性分析。

具体分析及计算如下：

用净现值法评价投资方案是否可行的标准，是投资项目方案的净现值是否大于零，因此本例的敏感性分析的关键之处在于确定该方案年均现金净流量和该设备的使用年限的临界值。也就是说，应该计算、确定与该方案净现值等于零相对应的年均现金净流量及该设备的使用年限。

按照净现值法的要求，设本例中投资方案的年均现金净流量的临界值为 x，则

$$x \cdot \frac{1-(1+12\%)^{-5}}{12\%} - (330000 + 2000) = 0$$

$$x = 332000 \div 3.605 = 92094(\text{元})$$

以上计算表明，在其他条件不变的情况下，该方案每年现金净流量至少应达到 92094 元，方案才可行，否则，方案的净现值出现负值，方案不可行。

按照净现值法的基本要求，设本例投资方案 B 超仪的预计使用年限的临界值为 y，则：

$$100000 \times \frac{1-(1+12\%)^{-y}}{12\%} = 332000$$

$$\left[1-(1+12\%)^{-y}\right] \div 12\% = 3.32(\text{年})$$

可用插值法求 y 值，具体方法为：

在年金现值系数中，当折现率 $i=12\%$ 时，四年期的 1 元的年金现值系数为 3.037，5 年期的 1 元年金现值系数为 3.605，也就是说，本例中 y 值介入 4 与 5 之间，因此，y 值可按下式计算：

$$y = 4 + (3.32 - 3.037) \div (3.605 - 3.037) = 4.5(年)$$

计算结果表明，在其他条件不变的情况下，该方案中的 B 超仪至少要使用 4.5 年，否则，其净现值将会出现负数，方案不可行。

3. 内含报酬率的变动对现金净流量或使用年限的敏感性分析

假定某医院所有投资方案均要求的投资报酬率为 24%。该医院准备在计划年度购置一台设备，需款项 200000 元，若使用期为 5 年，期满无残值，使用该设备的每年现金净流量为 80000 元。

现要求对该项目进行敏感性分析。

该项目的年金现值系数 =200000÷80000=2.5

查"年金现值系数表"在第 5 期这一行中找出与 2.5 相邻的两个年金现值系数及其相应的折现率，并采用插值法计算，该项目的内含报酬率为：

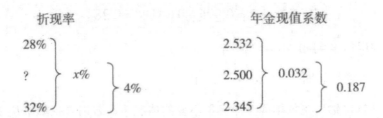

该项目的内含报酬率 =28%+0.68%=28.68%

因此，该项目属可行方案。现将其敏感性分析的具体内容分述如下：

内含报酬率法评价方案是否可行的客观标准是有关方案的内含报酬率是否大于预定投资报酬率或资金成本，故本例中敏感性分析的关键之处在于确定该方案内含报酬率一旦下降到 24% 时，其年均现金净流量，可相应减少的临界值，也就是说，应计算确定与该方案内含报酬率从 28.68% 下降到 24% 相适应的年均现金净流量及拟购设备使用年限可允许减少的范围。

当内含报酬率从 28.68% 下降到 24% 时，其年均现金净流量可容许的减少额为：

$$x = 200000 \times \frac{28.68\%}{1 - (1 + 28.68\%)^{-5}} - 200000 \times \frac{24\%}{1 - (1 + 24\%)^{-5}}$$

$$= 80000 - 72859.74$$

$$= 7140.26（元）$$

以上结果表明，在使用年限不变的情况下，该方案的内含报酬率从 28.68% 下降到 24%，会使每年的现金流量下降 7140.26 元。也就是说，当其年均现金净流量下降时，其降低额必须控制在 7140.26 元之内。假如年均现金净流量降低额超过 7140.26 元，则该方案的内含报酬率将低于预定投资报酬率，该方案不可行。

如果在每年现金净流量不变的情况下，内含报酬率从 28.68% 下降到 24%，其所涉及的该设备的使用年限的可容许减少期为：

查"年金现值系数表"，在 24% 这一栏中找出与 2.5 相邻的两个年金现值系数及其相应的期数，并采用插值法计算如下：

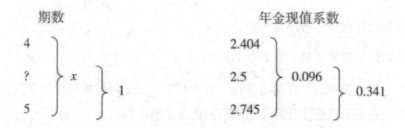

$$x \div 1 = 0.096 \div 0.341, x = 0.28$$

该设备使用年限 =4+0.28=4.28（年）

故其可容许的缩短期 =5-4.28=0.72（年）

从以上计算可知，在每年现金净流量不变的情况下，若内含报酬率从 28.68% 下降到 24%，将会使设备的使用年限减少 0.72 年。也就是说，当该设备预计使用年限的减少期小于 0.72 年时，该方案的内含报酬率仍然高于预定的投资报酬率（即仍在 24% 以上），而一旦设备预计使用年限达不到 4.28 年，则该方案的内含报酬率将低于 24%，说明此方案不可行。

第三章　医院资源配置管理与使用分析

第一节　医疗设备利用效果分析

医疗设备在医院医疗、科研、教学过程中发挥重要作用，它有助于医院提高效率、提升医疗质量、有效控制医疗成本。因此，合理布局和购置大型医用设备，科学客观地分析大型医疗设备的运营绩效，对医疗机构自身发展而言是至关重要的。同时，医院对于投入使用后的大型医疗设备进行追踪效益分析与评价，有助于提高设备使用效率，降低运行成本。

一、医疗设备的特点

（一）技术上综合化程度提高

科学的高度分化与综合，在医疗设备中也有明显的反映。"专项测定""一次性使用""无维修设计"等中、小型医疗器械的出现，是科技分化的体现。而光、机、电、计算机、新材料等高新科技成果，多学科综合应用的大型医疗设备，如 CT、MRI、伽马刀、PET 等，是科技综合的产物，它们有精密的设计、复杂的结构、智能化的计算机控制，全自动的数据、图像处理系统，使医疗装备具有技术精度高、运转速度快、操作程序化、数据处理自动化、稳定性和重复性好的特点。

（二）技术更新周期缩短

科技的发展使知识更新周期大大缩短，从而使医疗设备的技术寿命也相应缩短。技术知识的更新，带来的是新技术、新型号、新品种的医疗设备不断出现，产品陈旧化的速度加快。以 CT 为例，从第一台样机临床试用至今，不断进行产品的改进，新产品的图像扫描时间已大大缩短，甚至可用于心脏的动态扫描。

（三）结构一体化，操作自动化

随着大规模集成电路成本的下降，医疗设备中大量的电子线路结构已由一体化组件构成，使设备的稳定性、可靠性大大提高，维修简便易行。又由于计算机技术的广泛应用，大量使用计算机，使医疗设备的智能化程度有所提高，操作实现自动化。如自动生化分析仪，把样品按规定输入，仪器能根据设定的程序进行自动检测，并把处理好的数据打印在记录纸上。因此，医疗设备操作自动化是当今医疗设备的一个显著特点。

（四）性价比提高

科技进步、市场竞争及大规模的自动化生产，使医疗设备的性能、质量有了较大的提高，而制造成本及使用维护费用有所降低，使医疗设备总体的性价比有所提高。这不仅对提高医院的医技水平有益，而且也对减轻病人的负担有利。

医疗设备的以上特点决定了医疗设备是医院建设和发展的物质基础，是提高医疗教研水平的重要条件。如何科学地使用和管理好医疗设备是当前医院管理工作的突出问题。医疗设备绩效评价是了解医疗设备使用情况和效益的重要手段，准确掌握医疗设备使用率的考核方法是关键。

二、医疗设备绩效评价

医院大型医疗设备绩效评价是从购置开始，定期对大型医疗设备进行成本效益分析，建立设备的经济效益和社会效益的绩效考核指标体系，将设备的利用率高低作为经济效益的考核指标，将设备的社会影响力作为社会效益的考核指标，把定性分析转化为定量分析，为大型医疗设备绩效管理提供更准确的量化信息和依据。

（一）医疗设备绩效评价范围

根据各家医院的管理能力，如暂时不能做到对全部大型医用设备进行绩效评价，可以先对国家控制的甲、乙类设备，医院高投入的设备进行绩效评价。如对单价或成套价格在200万元及以上的仪器设备，且已安装验收超过一年的设备进行绩效评价；限额以下的设备，抽样做绩效考评。抽取原则：批量价格大，科室分布广，如监护仪、内窥镜、腹腔镜、超声刀；特殊用途的仪器设备可进行单项或选项评价。急救类、生命支持类设备的考评，包括呼吸机、麻醉机、心电监护仪，急救类设备只评价设备完好率，对24小时使用的监护仪类设备着重评价使用率，使用率 =（总使用小时 /24/ 应使用天数）×100%。

（二）医疗设备绩效评价体系

1. 评价指标选择原则

在绩效评估中，评估指标的建立至关重要，其关系到评估的最终结果和评价目标的实现。在构建公立医院大型医疗设备绩效评估指标体系时，要遵从一定的原则，从不同方面筛选出具有代表意义的指标，并将其有机结合，通过指标的量化和科学的评估程序，对公立医院大型医疗设备的总体绩效做出公正合理的评估。选取绩效评估指标要遵从以下原则：

（1）系统性

根据医院大型医疗设备绩效评估目的，选择大型医疗设备管理绩效评估"属性指标"——技术状态、社会效益、经济效益三个层次，同时采取模糊综合评估方法排除无关或与目标相关不大的指标。

（2）独立性

即严格界定指标含义，避免指标之间在含义上混淆和交叉，所构建的技术状态、社会效益、经济效益分属三个层次，均具有相对独立性。

（3）可比性

应是被评对象的"属性"反映，因此，"质"的一致性是指标可比性的前提，遵循指标可比性原则。在建立绩效评估指标体系时，从所评估对象——大型医疗设备中科学提取其共同"属性"要素，确定评估指标。

（4）可测性

指标的可测性是决定评估结果可靠性的关键。在建立技术状态、社会效益、经济效益指标的下一级指标时，充分考虑指标的可测性，均给予定量描述。

（5）可操作性

指标的可操作性是评估指标建立的基础。在建立评估指标时，充分考虑指标数据的可采集性，使体系的实践应用成为可能。

（6）灵活性

不同绩效评估指标之间存在较少矛盾或冲突，既能整合测定总体绩效，又能分开以测定不同方面的绩效状况。

2. 评价指标体系

根据上述原则，在对医院主要大型医疗设备投资、使用、维修情况调研基础上，使用系统分析的方法，运用投入—产出原理，确立三大类构建大型医疗设备管理绩效评估指标体系。

（1）设备管理状态

①具有设备使用管理制度

临床使用科室需要具备以下四项制度：《医疗设备临床使用安全管理制度》和《急救、生命支持类设备应急管理制度》（如果没有此类设备，则不需要）以及《医疗设备不良事件管理制度》《医疗设备使用人员培训和考核制度》。

②各项记录翔实

各临床使用科室需要提供以下记录：《医疗设备使用记录》《医疗设备维护记录》《医疗设备使用人员培训记录》《医疗设备报废报损记录》《医疗设备不良事件记录》。

（2）工作效率

①使用率

使用率 = 实际工作量 ÷ 额定工作量 ×100%

实际工作量指既定时间内，大型医用设备检查或治疗的实际病例数。以仪器设备的信息系统导出为主，辅助科室使用记录，能够收费的项目则从 HIS 或财务收费系统中读取。

额定工作量指既定时间内，按记录核定的标准工作量。

②机时利用率

机时利用率 = 有效机时 ÷ 额定机时 ×100%

有效机时指既定时间内，大型医用设备检查或治疗活动的实际时间，包括必要的开机准备时间、必需的后处理时间、机器保养及质控的时间。以仪器设备的信息系统导出为主，辅助科室使用记录。

额定机时指既定时间内，大型医用设备检查或治疗活动规定的时间。一般以工作日（一周 5 天）及工作时间（一天 8 小时工作时间）来计算。

③设备完好率

设备完好率 = 正常使用时间 ÷ 额定使用时间 ×100%

正常使用时间指既定时间内，大型医用设备可以正常使用的时间。以仪器设备的信息系统导出为主，辅助科室使用记录。

额定使用时间指既定时间内，大型医用设备应该正常使用的时间。一般以工作日（一周 5 天）及工作时间（一天 8 小时工作时间）来计算。

（3）配置效率

①功能利用率

功能利用率 = 使用功能数 ÷ 既有功能数 ×100%

使用功能数指大型医用设备所具备的全部功能中已经开发利用的功能数。以科室自述为依据。

既有功能数指大型医用设备所具备的全部功能数。以设备购入时的配置文件或系统导出为依据。

②功能完好率

功能完好率 = 功能完好数 ÷ 既有功能数 ×100%

功能完好数指既定时间内，设备能正常运行的功能数。以科室自述为依据。

既有功能数指大型医用设备所具备的全部功能数。以设备购入时的配置文件或系统导出为依据。

③预测符合率

临床工作量预测符合率 = 实际临床工作量 ÷ 预测临床工作量 ×100%

实际临床工作量指既定时间内，大型医用设备检查或治疗的实际病例数。预测临床工作量指大型医用设备配置论证时预测的检查或治疗病例数。

科研工作量预测符合率 = 实际科研工作量 ÷ 预测科研工作量 ×100%

实际科研工作量指既定时间内，利用大型医用设备开展的科研项目数。预测科研工作量指大型医用设备配置论证时预测用于开展科研活动的项目数。

（4）社会效益

①诊断符合率（治疗有效率）

检查符合率（治疗有效率）= 诊断符合（治疗有效的总人数）÷ 检查（治疗的总人数）

②科研成果

国家级的科研项目、奖项，国家或者行业标准，实现新的诊疗手段，已经录用或者发表的论文（医院承认的期刊目录内），已经授予的专利，国际合作交流项目，省市级的科研项目、奖项，科室在原有功能基础上自行开发出来的功能（包括技术改造、软件升级）。

③不良事件发生数

根据医务处、感染办、设备处的记录，确认是使用科室责任引发的不良事件。

（5）大型医用设备经济效益评价指标

①投资回收期

投资回收期 = 设备投入总额 ÷ 设备年净收入

②每百元固定资产的业务收入

每百元固定资产的业务收入 = 业务收入 ÷ 设备投入总额 ×100%

③维保占比

维保占比 = 当年维保费用总额 ÷ 设备投入总额 ×100%

④维保费用控制率

维保费用控制率 = 当年维保费用总额 ÷ 当年收入 ×100%

⑤收入增长率

收入增长率 =（当年收入 − 上年收入）÷ 上年收入 ×100%

⑥科室同类设备的收入增长率

科室同类设备的收入增长率 = 科室同类设备收入增长率之和 ÷ 同类设备的台数

（三）设备的成本核算

1. 设备成本核算的原则

（1）合法性原则

大型医用设备的成本核算必须遵循《医院财务制度》的有关规定和医院自身的财务制度。

（2）一致性原则

设备成本核算的原则、程序和方法一经确定后，不得随意变更或调整，从而使成本核算数据具有连续性和可比性。

（3）权责发生制原则

设备本期实际发生的各类耗费成本，不论是否已经支付款项和办理相关手续，都应计入本期设备成本。

（4）重要性原则

设备成本核算必须考虑成本效益，根据医院对设备成本核算要求，对于重要且金额比重较大的成本项目应单独进行成本核算。

2. 设备成本的内容

从全成本的角度考虑，设备的成本包括人力成本、设备折旧、房屋及配套设备折旧、耗材成本、维保费用、水电费等运行成本和间接费用等。如果耗材单独收费，在核算中不予考虑。

（1）人力成本：按照配置人员核算。如果是兼职人员，按照单次使用设备时间占用满负荷工作时间的比例核算人力成本。

（2）设备折旧：年设备折旧＝购置成本÷设备折旧年限。

（3）房屋及配套设备折旧：根据设备占用面积估算。

（4）耗材成本：按照平均水平估算。

（5）维保费用：每年设备的维保费用。

（6）水电费等运行成本：如无单独计量，可根据设备功率进行估算。

（7）间接成本：间接成本是分摊行政后勤、医疗辅助科室服务的成本。

3.设备成本效益分析的方法

医疗设备成本效益分析方法很多，最常用的有两种方法：

（1）成本回收期法

成本回收期法是根据收回医疗设备投资成本所需要的时间来判断经济效益的方法。计算公式为：

成本回收期＝医疗设备投资总额÷（该医疗设备年收益＋折旧）

医疗设备年收益是指该医疗设备全年医疗总收入扣除一切相关运行成本（主要包括人力成本、设备折旧、房屋及配套设备折旧、耗材成本、维保费用、水电费等运行成本、间接成本）。投资回收期越短的医疗设备，其经济效益越好。

（2）投资收益率法

投资收益率法是指医疗设备每年获得的收益与投资总额的比率。计算公式为：

年投资收益率＝（医疗设备年收益÷该医疗设备投资总额）×100%

投资收益率越高，其经济效益越好。

实际运算中，成本回收期越短的医疗设备，其年投资收益率越高。两种算法计算角度不同，实际效果一致。

第二节　药品、耗材利用效果分析

一、药品利用效果分析

药品利用效果分析主要是从经济运行上对库存管理进行分析。随着国家强制执行 GSP 《药品经营质量管理规范》的力度加大，对储存药品的硬件条件要求越来越高，进而药品的储存成本也随之提高了很多，作为药品存储的主体，医院怎样更加合理地进行备药，以便既可以满足临床用药，又能使药品使用的相关成本最低，是一个亟须解决的问题。医院药品种类极其繁多，每个品种的价格不同，且需求的特异性导致药品的库存数量也相差很大，这给库存管理带来了很大的困难。目前很多医院的做法是根据经验设定药品库存的临界报警线，一旦库存降到警戒线，便开始进行药品订购。这种做法缺乏具体的数据支持，而且主观因素很大，无法真正达到最优库存。

（一）ABC 管理法

从药品使用的结构来看，有的药品品种不多但需求量多、价值大，而有的药品品种很多价值不高。由于医院的资源有限，对所有库存品种给予相同程度的重视和管理是不可能的，也是不切实际的。为了使有限的时间、资金、人力、物力等医院资源能得到更有效的利用，我们采用 ABC 分类管理法对其进行分类，将管理的重点放在重要的库存药品上，进行分类管理和控制。

ABC 分类法又称帕累托分类法，最早由意大利经济学家帕累托于 1906 年首次使用。ABC 分类法的核心思想是在决定一个事物的众多因素中分清主次，识别出少数的但对事物起决定作用的关键因素和种类繁多的但对事物影响极小的次要因素，运用数理统计的方法，对种类繁多的各种事物属性或所占权重不同要求，进行统计、排列和分类，划分为 A、B、C 三部分分别给予重点、一般、次要等不同程度的相应管理。对应到库存管理中，ABC 分类管理就是将库存药品按品种和占用资金的多少分为重要的 A 类、一般重要的 B 类和不重要的 C 类三个等级，针对不同等级分别进行管理和控制的一种方法，如图 3-1 所示。其具体分类方法为：A 类药品所占品种少和占用资金大；B 类药品占用品种比 A 类药品多一些，占用的资金比 A 类药品少一点；C 类药品所占品种多，占用的资金少。ABC 三类药品所占的品种和金额的比例大致是：A 类，品种 5% ～ 15%，金额 60% ～ 80%；B 类，品种 20% ～ 30%，金额 20% ～ 30%；C 类，品种 60% ～ 80%，金额 5% ～ 15%。

然而，应用 ABC 管理方法对药品进行分类存在着不足之处。因为药品是一种特殊的物资，某些特殊的药品（急救药品、麻醉药品等）的库存量需要特别地控制，一旦缺货，后果不堪设想。而这类药品按照 ABC 分类时，因其数量少、占用的总金额小，往往被归属于 B 类或 C 类中，而 B 和 C 类药品库存控制一般相对较弱，这样就存在缺货的可能。因此，在使用 ABC 管理方法管理药品库存时，只考虑药品消耗金额的多少是不够的，还必须考虑到药品的重要性。

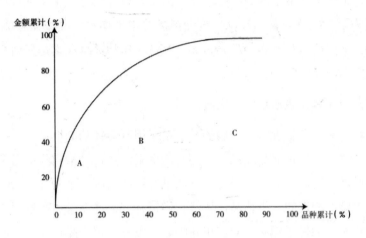

图 3-1　应用 ABC 管理方法对药品进行分类

（二）药品经济订货量

经济订货量，又称经济批量、经济订货批量，是指医院在保证医疗服务活动开展的前提下，从耗费成本最小这一目标出发，确定每批材料采购数量或产品投产数量。在确定药品采购批量时，既要考虑药品采购费用，又要考虑药品保管费用。批量越大，药品采购次数越少，分摊到单位药品上的采购费用就相应地较少，反之，就越多。但批量大，仓库储存的药品就多，单位药品分摊的保管费用要相应增加。当采购费用和库存费用相加之和为最小时的批量，即为经济订货批量。

医院药品经济批量的确定须满足以下假设条件：

（1）医院能够及时补充存货，即需要订货时可立即取得存货；

（2）能集中到货，而不是陆续入库；

（3）不允许缺货，即无缺货成本，TCS 为零，这是因为医院良好的存货管理本来就不应该出现缺货成本；

（4）需求量稳定，而且能预测，即为已知常量；

（5）存货单位价格不变，不考虑现金折让，即为已知常量；

（6）单位变动订货成本不变；

（7）单位变动储存成本不变；

（8）医院现金充足，不会因现金短缺而影响进货；

（9）所需药品供应充足，不会因买不到需要的药品而影响进货。

经济订货批量的基本模式只涉及两项相关成本，订货的变动成本 TC_1 和变动性的储存成本 TC_2。假设存货年耗用量为 D，每次订货的变动成本为 K，全年订货次数 N，每次订货量为 Q，则 $TC_1 = K \times N = K \times D / Q$。假设存货的年平均单位变动储存成本为 K_2，年平均储存量为 Q_2，则 $TC_2 = K_2 \times Q_2 = K_2 \times Q / 2$。存货的年相关总成本是变动成本与变动储存成本之和，$TC = K \times D / Q + K_2 \times Q / 2$。

（三）虚拟药品单元最佳经济订货法

在对多品种药品库存管理时，一般的做法是采用联合订购的批量模型，进行药品订购次数和批量的计算，不但计算烦琐，而且还有诸多限制条件，给实际运用带来许多麻烦与不便。可以采用虚拟药品单元最佳经济订货法进行库存控制。因为某些药品的使用具有相关性，那些使用频率相近的一类药品，虽然它们每种产品的需求总数不同，但每个品种的药品都具有非常相近的使用频率，即在相同的时间段里，每个品种药品的使用量占各自总的使用量的比例是接近相等的，这样就形成了虚拟药品单元最佳经济订货法。具体的操作是：将使用频率相近的药品在某段时间的需求总量进行等分（如按时间），具体等分的份数根据该类药品的使用频率来定，每个等份包含不同品种的药品，将这个等分看成一个虚拟药品单元，这样就可以运用单一品种的经济订货批量模型确定每次采购的虚拟药品单元的数量和订购次数。

（四）ABC 虚拟药品单元最佳经济订货法

将 ABC 分类管理法与虚拟药品单元最佳经济订货法结合。由于医院药品本身的特性，首先对其进行分类。

第一类：急救药品。急救药品的需求是非常紧迫的。这类药品的物流需求是不计服务成本地保证一个储备量。这种需要，如果按空间分解到具体的某个临床科室，变异是很大的。而对于整个医院而言，总的需求量是较为稳定的。利用这些急救药品多数是价格低、数量品种少的常用药品的特点，我们管理的方针是多储备、少报警，以便将缺货的可能降到最低点。

第二类：非急救药品。对于该类药品，首先，对其进行 ABC 管理法分类。其次，对 A、B、C 三类药品采用虚拟药品单元最佳经济订货法进行计算，确定每种药品的每次订购量、订购次数。

具体的计算过程为：

经过 ABC 管理法分类后，为了方便运算，现做如下假设：

（1）A 类药品有 $A_i(i=1,2,3\cdots n)$ 个品种，该年每种药品的需求量为 D_{Ai}；

（2）B 类药品有 $B_j(j=1,2,3\cdots m)$ 个品种，该年每个品种的需求量为 D_{Bj}；

（3）C 类药品有 $C_k(k=1,2,3\cdots q)$ 个品种，该年每个品种的需求量为 D_{CK}；

（4）时间因子是 T_A 天；

（5）每次订购的成本是 S；

（6）每次订购的时间为零，或者足够小。

对于 A 类药品，每种药品的等分数量就是：

$D_{A1}\cdot T_A/365,D_{A2}\cdot T_A/365\cdots D_{An}\cdot T_A/365$，那么 A 类药品的虚拟单元由 $D_{A1}\cdot T_A/365$ 个 A1 药品，$D_{A2}\cdot T_A/365$ 个 A2 药品，$D_{A3}\cdot T_A/365$ 个 A3 药品$\cdots D_{An}\cdot T_A/365$ 个 An 药品组成。

虚拟药品单元的单位储存成本是 C 为：

$$C_{UA}=C_{A1}\frac{D_{A1}T_A}{365}+C_{A2}\frac{D_{A2}T_A}{365}+C_{A3}\frac{D_{A3}T_A}{365}+\cdots+C_{An}\frac{D_{An}T_A}{365}$$

其中 C_{Ai} 是药品 A_i 的单位储存成本。

该年医院使用药品的虚拟单元的数量 D_{UA} 是 $D_{UA}=\dfrac{365}{T_A}$

每次订购的虚拟单元数量用 Q_{UA} 来表示，那么总成本 $T_{CA}=\dfrac{Q_{UA}}{2}C_{UA}+\dfrac{D_{UA}}{Q_{UA}}S$

运用微积分可得最优订货批量 Q_{UA} 为 $Q_{UA}=\sqrt{\dfrac{2D_{UA}S}{C_{UA}}}$

从而，可以得出每种药品的订购数量和订购周期 P_A 为：

$$Q_{Ai}=Q_{UA}\cdot\frac{D_{Ai}T_A}{365},P_A=\frac{D_{Ai}}{Q_{Ai}}$$

同理，可以得出 B 类和 C 类药的最佳订购数量和周期为：

$$Q_{Bj}=Q_{CB}\cdot\frac{D_{Bj}T_B}{365},P_B=\frac{D_{Bj}}{Q_{Bj}},其中Q_{UB}=\sqrt{\frac{2D_{UB}S}{C_{UB}}}$$

$$Q_{Ck}=Q_{UC}\cdot\frac{D_{Ck}T_C}{365},P_C=\frac{D_{Ck}}{Q_{Ck}},其中Q_{UC}=\sqrt{\frac{2D_{UC}S}{C_{UC}}}$$

二、耗材利用效果分析

随着临床医学、材料科学、工程学的不断发展，医疗技术的不断创新，现代科学技术在医疗领域中的应用越来越广泛，医疗服务也随之不断进步和完善，医用耗材的品种规格越来越多，随着新材料的不断产生，应用范围也越来越广。医疗耗材根据其价值的高低，分为高值耗材和低值耗材。低值耗材，品种多、用量大、规格多、临床需求量大而且必要性高，并需要一定的库存；高值耗材，虽然用量少、品种、规格相对单一，但由于其质量、功效及强专业性直接关系到病人的生命健康，所以管理上尤为重要。尤其以介入技术、人工器官等为代表的高值医用耗材用量急剧增加，使得医用耗材的用量以惊人的速度逐年递增，在医院医疗成本中所占的比重也逐年加大。

随着公立医院改革逐步深化，"以药补医"机制被取消，医用耗材对病人负担的影响将凸显，新项目规范出台后，大部分医用耗材将不能单独收费而成为医院的成本，而收费耗材使用也因费用控制政策的压力，使医院在控制成本和费用方面将面临前所未有的困难和挑战。

医用耗材安全性要求高、需求及时性强、种类多、型号复杂、耗材成本占医疗成本比重大的特点，使得对医用耗材的管理也成为医疗机构的重点和难点。随着医院医用耗材种类、规格、数量、用途的不断增加，给医院医用耗材管理带来了许多困难。如何在医用耗材采购、库存、配送和使用等环节上，通过物流、资金流、信息流将医用耗材供应商、医院、病人和职工串联成一条精细化的管理链，是现代医院管理的重要环节。医院管理必须从过去偏重数量和规模的粗放型管理模式，向注重社会效益和经济效益双丰收的集约型管理模式转变。

（一）医用耗材分类管理（ABC 分类法）

医院将医用耗材分为高值耗材和低值耗材、"三统一"目录内医用耗材和自行采购医用耗材（"三统一"目录外医用耗材）分别管理，但分类比较粗糙，为了有效保障医用耗材的供应，同时降低管理成本，可用分类法将医用耗材分为三类：首先计算每种医用耗材的金额，并按照金额由大到小排序并列成表格；其次计算每种医用耗材金额占库存总金额的比率；再次计算累计比率；最后对医用耗材进行分类。一般情况下累计比率在 0 ～ 80% 的，为 A 类医用耗材；累计比率在 80% ～ 90% 的，为 B 类医用耗材；累计比率在 90% ～ 100% 的，为 C 类医用耗材。

A 类医用耗材为重点监控管理的医用耗材，主要是高值耗材和专科医用耗材。对这类耗材的管理原则是在保障耗材供应的基础上，尽量减少库存量，减少资金占用；B 类医用耗材的库存量可适当放宽；C 类医用耗材可增加库存量，如一次性输液贴、纱布等价值较低、用量较大、应用范围较广的低值易耗的医用耗材；从而在对医用耗材库存总量和管理影响不大的情况下，减少库存管理人员的工作量。

（二）医用耗材编码管理

医院医用耗材库存管理系统与医院信息系统有效连接在一起，必须有一套标准的医用耗材编码系统，对医用耗材进行统一编码，严格执行"一物一码"的原则，确保信息的准确性和可靠性。医用耗材编码管理实现信息的规范化和一致性，规定统一的名称、分类和格式化字段，有利于医院各部门之间信息共享和信息的高度集成。作为医用耗材管理系统的基础和支撑，医用耗材编码的规定和统一是医用耗材管理系统成功运行的标志之一，它为日后医用耗材数据的传递、分类统计的准确性和唯一性提供了有力的保障。医用耗材管理通过标准化的流程定制，选择规范的流程对医用耗材的采购、保管、配送、使用等实际业务进行操作。依托信息管理系统，医用耗材建立了从供应商到医院采购、保管、配送、使用等一系列环节的完整系统。这一系列环节都通过条形码扫描实行全程监控，实现一体化管理。

在库存管理方面，当医用耗材入库时，扫描医用耗材条形码，根据信息管理系统数据的预先定义，自动生成该耗材的名称、规格型号、单价、供货单位、生产厂家等信息，并同时手工录入入库数量、有效期限等其他相关信息。使用科室申领医用耗材时，必须严格按照规范的医用耗材名称规格填写，否则不予领用。当医用耗材出库时，扫描医用耗材条形码，更新库存信息，填写领用科室，使每批次医用耗材都有迹可寻，如果出现问题就能够依据信息准确定位。

在医用耗材使用方面，对医用耗材进行条形码扫描，使病人信息与产品信息进行对应，既可以限制医用耗材的滥用和浪费，也可以更加方便准确地对医用耗材出现的问题进行跟踪反馈。医用耗材管理部门与财务部门紧密合作，实现耗材编码的实时动态维护；加强临床使用部门风险意识，提高规范化程度；积极配合医务部门，参与耗材相关不良事件的处理和跟踪，并充分利用这些信息。

（三）医用耗材监控管理

医用耗材库存管理的重点是可靠性和安全性，为了保障医用耗材的质量和安全性，不仅要严格执行相关的法律法规，引入科学化管理的理念，建立严谨规范的医用耗材库存管理方案，还要加强医用耗材管理人员培训，将监督管理流程落到实处，促进医用耗材库存精细化管理。要平衡医用耗材采购、库存量和使用量之间的关系，实时掌握医用耗材的库存情况，必须对医用耗材库存进行科学管理。医用耗材库存管理主要包含入库管理、出库管理、数据管理等。数据管理主要是为了方便管理人员对各种医用耗材进行核对、查询、统计、效益分析等。医用耗材库存管理可以规范医用耗材出入库程序，实现医用耗材管理数据统计功能，建立科学的量化管理体系，为科学管理提供有效的数据和决策依据。

1. 设置库存量限额

对各种医用耗材使用量进行分析计算，掌握使用科室申领医用耗材的总额及明细、供货商供应的医用耗材总额及明细，通过这些数据的统计和分析，结合医用耗材采购途径、运输时间等因素，设定医用耗材库存的最低限额及最高限额。当库存量低于最低限额及时采购，同时防止库存量超出最高限额，造成耗材积压。

2. 定期盘点

对于医用耗材库存，必须定期进行盘点：

①盘点医用耗材库存的数量，保证账物相符。

②检查医用耗材包装等完好情况。

③检查医用耗材的质保期限，通过库存管理软件对需要进行保质监控的医用耗材设定保质期预警，确保医用耗材的有效性和安全性。

3. 效益分析

①监督医用耗材出入库流量，出现流量异常的情况要查明原因。

②对由于管理原因造成的医用耗材闲置，要查明原因并做出处理。

③对医用耗材出库量和实际使用量进行分析。

④对医用耗材特别是高值耗材的使用效果、效益进行监督检查。

4. 成本构成分析

做好医用耗材成本构成相关数据的收集与整理，确保数据的准确性。将各时间段本期实际成本构成同上期实际成本构成、本期计划成本构成进行对比，了解成本构成的变动情况，计算变动额和变动率。同时，结合其他相关资料如医用耗材类别、消耗定额、使用情况的可替代性、新技术的发展情况等，进一步分析成本构成发生变化的原因，研究如何降低医用耗材各项成本，从而加强医院医用耗材成本管理。

第三节　医院能源利用效果分析

现代医院建筑是科学、技术、信息的载体，是社会发展、技术进步、人民生活水平和生活质量提高的重要标志。随着人们生活水平的提高，对改善医疗条件的要求愈加迫切。随着医疗改革的推进，医院将面临激烈的市场竞争，从改善病人就诊环境、提高医院内部管理技术手段考虑，许多新建的医院建筑对空调、供热设备的自控管理、安保及计算机网络等诸多方面都提出了要求，医院设计有宾馆化的趋势。医院建筑是所有建筑中使用功能最为复杂的。随着医疗技术的不断进步、诊疗设备的不断完善，医院功能还将进一步增多。尤其是随着人民生活水平的不断提高，医院提供的已经不仅是单纯的治疗服务。病人对医院的就医环境和医护人员对工作环境舒适程度的要求也越来越高，因此医院的能耗也不断上升。以一家传统型综合医院为例，其日常能耗中，电力消耗最大，主要用于照明、电梯、空调和通风等设备。其次，医院还以燃气、重油等为主要能源，用于供应蒸汽、热水、消毒、洗涤、厨房及冬季供暖等。

我国建筑物单位能耗很高，与气候条件相近的发达国家相比，我国建筑物单位能耗是发达国家的 2～5 倍。水、电、空调、蒸汽、医疗气体作为维持医院运作的基本要素，其中以电力和医疗气体最重要，若二者之一中断，便会立刻危及病人的生命，所以公用系统为医疗作业之命脉。系统设备以安全、可靠度为首要要求，但是公用系统也为主要能源耗用设备，必须妥善管理以确保安全，并兼顾节约能源。在医院能耗中，电力约占 64%，为整个医院的主要能源，瓦斯、重油等约占 11%，主要用在供应蒸汽、热水、消毒、洗涤、厨房及冬季暖气，其中如以电力再分析，空调约占 50%，照明、插座约占 34%，所以空调、照明为医院节能管理重点。

按以人为本的原则，对医院系统进行空调和照明节能改造后，将使医院工作环境的舒适度大大提高，同时节约了 20% 以上的能源，空调及照明设备的寿命也将延长 2～3 倍，大大减少了设备的维修工作量；在减少使用电量的同时，也减少了因电力生产时对环境污染物的排放；投入资金回收期短，又具有良好的社会效益和经济效益。

由于系统的服务对象主要是病人，不允许出现任何差错，系统的安全性与可靠性是必然的要求。不仅要创造室内高品质的环境，而且还要保护室外的环境。

一、照明系统节能

（一）产品和技术

目前市场上的照明节电产品主要分为两种：

传统的发光效率低的光源（如 T8 荧光灯、白炽灯、石英灯等）。

发光效率更高的光源（如 T5 荧光灯、紧凑型荧光灯、冷阴极灯或发光二极管）。

（二）效用分析

使用高效发光光源代替原有的低效光源，在节电的同时提高照度、显色度，改善照明环境，从而给人们提供一个舒适、稳定的照明环境，既提高了工作效率，也保护了人体健康。用 T5（高效荧光灯＋电子镇流器）替换 T8（荧光灯＋电感镇流器），节电 25% 以上，照度提高 15% 以上，显色指数由原来的 70 提高到 85，消除了频闪，T5 荧光灯的寿命是 T8 的两倍。磨砂灯泡或白炽灯泡选用色温相当的节能灯替换，在照度不降低的前提下，节电 60% 以上，且寿命提高 6 ～ 8 倍。其余部分可根据各科室的不同要求来替换更高效的节能环保光源。

二、空调系统节能

空调能耗是建筑能耗的主要部分，占医院总能耗的 50% 左右，最大可占到建筑总能耗的 65%，因此，医院节能的主要任务是降低其空调系统能耗。一个良好、舒适、清洁的环境不仅是使用空调的目的，也是现代医疗的一个不可缺少的组成部分。医院建筑的现代化，必将使医院空调担负起更重的责任、更新的使命，空调也一定会为医疗事业做出更大的贡献。

医院空调的设计参数主要是指空气温度、相对湿度、气流速度、洁净度及室内空气品质。医院空调不仅仅是一种环境的控制，也是一种确保诊断、治疗疾病、减少污染、降低死亡率的技术措施。但是医院各室功能差异很大，所要求的室内设计参数也不同。为了防止污染、降低室内细菌和尘埃浓度，还对室内新风量、换气次数、室内外压差及末级空气过滤器等有一定要求。一般来说，凡是清洁、无菌、无尘、无臭及怕污染的场所，应保持正压；凡是有污染发生、有害气体散发及极大热湿产生的室内，应保持负压。无明显的污染、热湿及有害气体发生，又无特殊要求的室内可与室外保持同压，人员进出不会造成较大的影响。由于科室不同，设备繁多，要求各不相同。在确定室内设计参数时还要充分听取医护人员及技术人员的意见。

根据国家的相关标准与规范，如《综合医院建筑设计规范》《医院洁净手术部建筑技术规范》《公共场所集中空调通风系统卫生规范》《空调通风系统运行管理规范》《医院消毒卫生标准》，严格控制中央空调的卫生条件，杜绝由中央空调末端设备引起的二次污染。

空调节能的技术措施可归纳为八方面：减少冷负荷、提高制冷机组效率、利用自然冷源、减少水系统泵机的电耗、减少风机电耗、采用自然通风、使用智能控制系统、中央空调余热回收。

（一）减少冷负荷

冷负荷是空调系统最基础的数据，制冷机、水循环泵及给房间送冷的空调箱、风机盘管等规格型号的选择都是以冷负荷为依据的。如果能减少建筑的冷负荷，不仅可以减小制冷机、水循环泵、空调箱、风机盘管等的型号，降低空调系统的初投资，而且这些设备型号减小后，所需的配电功率也会减少，运行费用降低，所以减少冷负荷是空调节能最根本的措施。减少冷负荷有以下一些具体措施：

1. 改善建筑的隔热性能

房间内冷量通过房间的墙体、门窗等传递出去的。改善建筑的隔热性能可以直接有效地减少建筑物的冷负荷，某市有一大型超市，玻璃采用贴膜后，主机系统能耗下降了30% ～ 40%。改善建筑的隔热性能可以从以下几方面着手：确定合适的窗墙面积比例、合理设计窗户遮阳、充分利用保温隔热性能好的玻璃窗、单层玻璃采用贴膜技术。

2. 选择合理的室内参数

人体感觉舒适的室内空气参数区域，是空气温度13 ～ 23℃、上空气相对湿度20% ～ 80%。如果设计温度太低，会增加建筑的冷负荷。在满足舒适要求的条件下，要尽量提高室内设计温度和相对湿度。

3. 局部热源就地排除

在发热量比较大的局部热源附近设置局部排风机，将设备散热量直接排出室外，以减少夏季的冷负荷。

4. 合理使用室外新风量

由于新风负荷占建筑物总负荷的20%ˉ30%，控制和正确使用新风量是空调系统最有效的节能措施之一。除了严格控制新风量的大小之外，还要合理利用新风，新风阀门采用焓差法自动控制，根据室内外空气的焓差值自动调节新风阀门的开度。

5. 防止冷量的流失

厅门、走廊门安装风幕，可有效减少冷量的流失。

（二）提高制冷机组的效率

评价冷源制冷效率的性能指标是制冷系数（COP，Coefficient of Performance），是指单位功耗所能获得的冷量。根据卡诺循环理论，制冷系数 $\varepsilon_1 = T_o / (T_k - T_o)$，$T_o$ 为低温热源温度，即蒸发温度；T_k 为高温热源温度，即冷凝温度。所以空调系统冷机的实际运行过程中不要使冷冻水温度太低、冷却水温度太高，否则制冷系数就会较低，产生单位冷量所须消耗的功量多，耗电量高，增加建筑的能耗。提高冷源效率可采取以下一些措施：

1. 降低冷凝温度

由于冷却水温度越低，冷凝温度越低，冷机的制冷系数越高。降低冷却水温需要加强运行管理，停止的冷却塔的进出水管的阀门应该关闭，否则，来自停开的冷却塔的温度较高的水使混合后的水温提高，冷机的制冷系数就减低了。冷却塔、冷凝器使用一段时间后，应及时检修清洗。目前某市节能协会正在积极推广一种冷凝器自动在线清洗装置，能使冷却水出水和冷凝温差控制在1℃左右（相当于新机的效果），使冷凝器始终保持最佳热转换效率，主机节能10%左右。对于风冷主机，主机应尽量安装在通风性能良好的场所，或增加排风机将冷凝废热抽到室外，或增加喷淋装置实现部分水冷效果。

2. 提高蒸发温度

由于冷冻水温度越高，蒸发温度越高，冷机的制冷效率越高，所以在日常运行中不要盲目降低冷冻水温度。例如，不要设置过低的冷机冷冻水设定温度；关闭停止运行的冷机的水阀，防止部分冷冻水走旁通管路，经过运行中的冷机的水量较少，冷冻水温度被冷机降低到过低的水平。蒸发器注意清洗，保持高的热转换系数。

3. 制冷设备优选

要选用能效比高的制冷设备，不但要注意设计工况下制冷设备能量特性，还要注意部分负荷工况下的能量特性，选用时要统筹考虑。

（三）利用自然冷源

比较常见的自然冷源主要有两种：一种是地下水源及土壤源，另一种是春冬季的室外冷空气。地下水及地下土壤常年保持在20℃左右的温度，所以地下水可以在夏季作为冷却水为空调系统提供冷量，也就是地温式空调的使用。第二种较好的自然冷源是春冬季的室外冷空气，当室外空气温度较低时，可以直接将室外低温空气送至室内，为室内降温。对于全新风系统而言，排风的温度、湿度参数是室内的空调设计参数，通过全热交换器，将排风的冷量传递给新风，可以回收排风冷量的70%～80%，有明显的节能作用。

（四）减少水系统泵机的电耗

空调系统中的水泵耗电量非常大。空调水泵耗电量占建筑总耗电量的8%～16%，占空调系统耗电量的15%～30%，所以水泵节能非常重要，节能潜力也比较大。减少空调水泵电耗可从以下几方面着手：

1. 减小阀门、过滤网阻力

阀门和过滤器是空调水管路系统中主要的阻力部件。在空调系统的运行管理过程中，要定期清洗过滤器，如果过滤器被沉淀物堵塞，空调循环水流经过滤器的阻力会增加数倍。

阀门是调节管路阻力特性的主要部件，不同支路阻力不平衡时主要靠调节阀门开度来使各支路阻力平衡，以保证各个支路的水流量满足需要。由于阀门的阻力会增加水泵的扬程和电耗，所以应尽量避免使用阀门调节阻力的方法。

2. 提高水泵效率

水泵效率是指由原动机传到泵轴上的功率被流体利用的程度。水泵的效率随水泵工作状态点的不同从零至最大效率（一般 80% 左右）变化。在输送流体的要求相同下，如果水泵的效率较低，那么就需要较大的输入功率，水泵的能耗就会较大。因此，空调系统设计时要选择型号规格合适的水泵，使其工作在高效率状态点。空调系统运行管理时，也要注意让水泵工作在高效率状态点。

3. 设定合适的空调系统水流量

空调系统的水流量是由空调冷负荷和空调水供回水温差决定的，空调水供回水温差越大，空调水流量越小，从而水泵的耗电量越小。但是空调水流量减少，流经制冷机的蒸发器时流速降低，引起换热系数降低，需要的换热面积增大，金属耗量增大。所以经过技术经济比较，空调冷冻水的供回水温差 4 ~ 6℃ 较经济合理，大多数空调系统都按照 5℃ 的冷冻冷却供回水温差工况设计。

空调循环水泵的耗电量跟流量的 3 次方成正比，实际工程中有很多空调系统的供回水温差只有 2 ~ 3℃，如果将供回水温差提高到 5℃，水流量将减少到原来的 50% 左右，所以如果水流量减少 50%，水泵耗电量将减少 87.5%，节能效果非常明显。

在中央空调系统中，冷冻水泵、冷却水泵和冷却塔风机的容量是按照建筑物最大设计热负荷选定的，且留有 10% ~ 15% 的余量，在一年四季中，系统长期在固定的最大水流量下工作。由于季节、昼夜和用户负荷的变化，空调实际的热负荷在绝大部分时间内远比设计负载低。一年中负载率在 50% 以下的运行小时数约占全部运行时间的 50% 以上。当空调冷负荷发生变化时，所需空调循环水量也应随负荷相应变化。所以采用变频调速技术调节水泵的流量，可大幅度降低水系统能耗。由于中央空调系统是一种多参量非常复杂的系统，即当气温、末端负荷发生改变时，水系统温度、温差、压力、压差、流量等均会发生改变，单纯的 PID 调节根本满足不了要求，只有采用模糊控制技术才能实现最佳节能控制。

由于建筑全年平均冷热负荷只有最大冷热负荷的 50% 以下，通过使用变频调速水泵使水量随冷热负荷变化，那么全年平均的水量只有最大水流量的 50% 左右，水泵能耗只有定水量系统水泵能耗的 12.5%，节能效果是非常明显的。

（五）减少风机电耗

空调系统中风机包括空调风机及送风机、排风机，这些设备的电耗占空调系统耗电量的比例是最大的，风机节能的潜力也是最大的，风机的节能应引起最大的重视。减少风机能耗主要从以下几方面着手：定期清洗过滤网，定期检修、检查皮带是否太松、工作点是否偏移、送风状态是否合适。使用变频风机将定风量控制改为变风量控制，降低送风的风速，减小噪声。末端风机改为变风量控制系统，可根据空调负荷的变化及室内要求参数的改变，自动调节空调送风量（达到最小送风量时调节送风温度），最大限度地减少风机动力以节约能量。室内无过冷过热现象，由此可减少空调负荷 15% ～ 30%。

（六）采用自然通风

室内环境污染已经成为危害人类健康的"隐形杀手"，为了有效地解决空气问题，杜绝室内空气的污染，可采用双向换气装置，这样，送入的新风温度基本相近于室内温度，既可用于北方冬季室内保温，又可用于南方夏季隔潮。而且在供热和制冷时还可回收热量，节约制冷供暖用能源可达 30% 以上。

（七）使用智能控制系统

目前部分医院的空调系统未设自控系统，空调设备的控制均由人工完成，面积较大的医院，可能有上百台空调箱、新风机组，运行管理人员连每天启停空调箱都没有足够的精力和时间，更不用说适时地调整空调箱的运行参数，让其节能运行。因此空调箱、新风机在空调季节只得让它们全天 24 小时运行。如果为空调系统加装楼宇自控系统，即使是最简单的启停控制，也可以极大节省空调能耗。另外也容易实现末端温度的灵活设置。

（八）中央空调余热回收

压缩机工作过程中会排放大量的废热，热量等于空调系统从空间吸收的总热量加压缩机电机的发热量。水冷机组通过冷却水塔、风冷机组通过冷凝器风扇将这部分热量排放到大气环境中去。热回收技术利用这部分热量来获取热水，达到废热利用的目的。热回收技术应用于水冷机组，减少原冷凝器的热负荷，使其热交换效率更高；应用风冷机组，使其部分实现水冷化，兼具水冷机组高效率的特性；所以无论是水冷、风冷机组，经过热回收改造后，其工作效率都会显著提高。根据实际检测，进行热回收改造后机组效率一般提高 5% ～ 15%。由于技术改造后负载减少，机组故障减少，寿命延长。目前该项技术广泛应用于活塞式、螺杆式冷水机组。

另外，采用冰蓄冷技术也可大幅降低医院空调能耗。

冰蓄冷技术是在用电低峰时蓄存冷量，而在用电高峰时放出所蓄存的冷量，可以实现对电网的"削峰填谷"。目前我国的许多地方都实行了分时电价、冰蓄冷电价等措施。

蓄冷空调系统可以降低冷冻水的温度，降低送风温度，增加送回风温差，减少送风量，从而大大减少风管截面积，减少了其占用空间，减少风机、水泵的功耗，因此虽然其初投资可能比常规空调系统稍高一些，但运行费用的降低将使得蓄冷系统很快收回增加的初投资，改善空调系统整体的经济性。

有源能量回馈器的作用就是能有效地将电容中储存的电能回送给交流电网供周边其他用电设备使用，节电效果十分明显，一般节电率可达15%～50%。此外，由于无电阻发热元件，机房温度下降，可以节省机房空调的耗电量，在许多场合，节约空调耗电量往往带来更好的节电效果。

三、电梯节能

（一）产品和技术

采用变频调速的电梯启动运行达到最高运行速度后具有最大的机械功能，电梯到达目标层前要逐步减速直到电梯停止运动为止，这一过程是电梯曳引机释放机械功能量的过程。此外，升降电梯还是一个位能性负载，为了均匀拖动负荷，电梯由曳引机拖动的负载由载客轿厢和对重平衡块组成，只有当轿厢载重量约为50%（1吨载客电梯乘客为7人左右）时，轿厢和对重平衡块才相互平衡，否则，轿厢和对重平衡块就会有质量差，使电梯运行时产生机械位能。

电梯运行中多余的机械能（含位能和动能）通过电动机和变频器转换成直流电能储存在变频器直流回路中的电容中，目前国内绝大多数变频调速电梯采用电阻消耗电容中储存电能的方法来防止电容过电压，但电阻耗能不仅降低了系统的效率，电阻产生的大量热量还恶化了电梯控制柜周边的环境。

（二）效用分析

VVVF电梯采用全可控有源能量回馈器进行节能，单台回馈器的价格为15000元，投资回收在2.5年左右，如计算节省的空调费用，投资回收期在两年以内。

四、燃油锅炉节能

（一）产品和技术

采用水源热泵型热水机组或风冷热泵代替燃油锅炉制热水，除用于生活热水外，也可用作燃油锅炉的补充用水。

相比传统的燃油锅炉，热泵型热水机组具有以下优点：

（1）效率高，节能显著。如某市年均气温在20～25℃，使用热泵机组制热效率高，制热系数为 εhn =4～8。设备除生产50～55℃热水相对于原有锅炉制热水节省能耗量费用70%，还可以用与制冷。如建筑物需制冷量大时可以将机组制热时的副产物——冷冻水接入原有中央空调冷冻系统中加以利用则相对于原有锅炉节省能耗100%。

（2）体积小，重量轻，可直接附设在中央空调机房内或附近，占用建筑面积小。

（3）环保性能好，无污染物排放。

（4）电脑自控，无须人工管理。

（5）具有防止结垢和软化水质处理功能。

为调节热水在高峰期的使用需求，须加装一储热水箱。技改后，该热水管网并入原热水管网、冷水管网并入中央空调冷冻水管网，使两个系统既可独立运行，互为备用，又可以同时运行、互相补充。

另外，平常还可采用太阳能热水器供应热水，进一步达到节电节能的目的。

（二）效用分析

如果一医院年用热水量约 3.6 万吨。则锅炉年用柴油 20 多万升，年油费约 80 万元，除了可回收的冷凝水部分，锅炉每天需要补充 25℃的常温水 4 吨，用来产生蒸汽。

采用热泵机组制热水，投资约为 75 万元，每月可节约能耗费用约 4 万元；按每年使用 8 个月计，投资回收期在 2.4 年左右。在设备使用寿命的 15 年内产生的总效益约为 465 万元（冷冻水接入原中央空调冷冻系统中加以利用，节省的能耗未计算在内）。

第四节　医院病床利用效果分析

病床是医院用来收治病人的基础设施，是衡量医院规模的重要基本单位，一般都是依据床位数来编制医务人员数目、设备数及财政经费拨付等。床位利用效率是一个效率评价指标，能够综合地反映医院病房的规模、人力、物力的配置及服务流程的情况。医院病床使用效率的高低关系着医院质量和效率的提高和降低，这一直是医院管理者所关心的问题。目前，评价病床使用情况常用的指标有病床使用率、病床周转率、平均病床工作日等。

目前我国各医疗机构之间的床位利用效率存在较大的差距，有些医院病床周转次数快、使用率高，也有些医院病床利用不足，使用率低下。但是，由于病床具有多投入、多产出和多目标的复杂特征，加大了测算和分析床位利用效率的难度，另外还存在相关概念界定不清晰、测量存在误差等亟待解决的问题，因此要全面、科学地研究这方面的问题具有一定难度。

一、应用 TOPSIS 法分析床位利用情况

TOPSIS（Technique for Order Preference by Similarity to An Ideal Solution）法是根据有限个评价对象与理想化目标的接近程度进行排序的方法，是在现有

的对象中进行相对优劣的评价。TOPSIS 法是一种逼近于理想的排序法，该方法只要求各效用函数具有单调递增（或递减）性就行。TOPSIS 法是多目标决策分析中一种常用的有效方法，又称为优劣解距离法。其基本原理，是通过检测评价对象与最优解、最劣解的距离来进行排序，若评价对象最靠近最优解同时又最远离最劣解，则为最好；否则不为最优。其中最优解的各指标值都达到各评价指标的最优值，最劣解的各指标值都达到各评价指标的最差值。

二、应用病床工作效率指标分析医院病床设置情况

在医院综合效益评价中，病床的使用情况是反映医院工作效率的重要指标，也是反映医院工作质量和管理效能的重要内容，病床利用效率与医院业务收入有直接的关系。

（一）计算公式

病床工作效率=病床周转次数 × 平均床位工作日=（出院人数 / 平均开放床位数）×（实际占用总床日数 / 平均开放床位数）= 出院人数 × 实际占用总床日数 / 平均开放床位数 ^{2}

平均开放床位数 =（出院人数 × 实际占用床位总日数 / 病床工作效率）$^{1/2}$

（二）计算各科室平均开设床位的合理区间

将表 3-1 中病床工作效率指标进行统计处理，得均数 =7674.37，标准差 S=417290，标准误 S_x=983.56，95% 置信区间 C_1 为 5599 ～ 9748，因此病床工作效率上控制线为 9747，下控线为 5599，将它们代入公式中，计算出各科室平均实际床位数的合理区间，结果如表 3-1 所示。

表 3-1 某医院各科室实际床位合理区间计算结果

科室	收治人数	实际占用总床日数	床位周转次数	平均床位工作日	病床工作效率	实际床位	床位数预测区间		是否调整
							下限	上限	
心内科	985	10981	26.07	275.53	7156.9	40	33	44	否
消化内科	928	12261	26.45	350.31	9265.8	35	34	45	否
呼吸科	765	9670	21.87	276.29	6042.4	35	28	36	否
感染科	220	4470	13.3	178.8	2378	25	10	13	是
儿科	736	5312	48.07	354.13	17023	15	20	26	是
神经内科	705	9829	22.11	327.63	7244	30	27	35	否

续表 3-1

科室	收治人数	实际占用总床日数	床位周转次数	平均床位工作日	病床工作效率	实际床位	床位数预测区间 下限	床位数预测区间 上限	是否调整
内科	558	10293	13.93	294.09	4096.6	35	24	32	是
泌尿科	916	13097	26.65	374.2	8475.6	35	35	46	否
妇产科	972	7177	30.97	326.23	10103	22	27	35	是
肝胆外科	542	7385	22.79	246.17	5610.1	30	20	27	是
骨科	588	10735	19.46	306.71	5968.7	35	25	34	是
普外科	764	10796	26.9	308.46	8297.5	35	29	38	否
耳鼻喉科	1039	12584	27.21	503.36	13696	25	37	48	是
神经外科	454	7682	15.56	307.28	4781.3	25	19	25	否
皮肤科	1653	18049	46.41	328.16	15230	55	55	73	否
介入科	616	10584	15.55	264.6	4114.5	40	26	34	是
内分泌科	540	9514	14.22	237.85	3382.2	40	23	30	是
VIP	589	9981	15.13	249.53	3775.3	40	25	32	是

参照 95% 置信区间，18 个科室中病床设置合理的有 8 个科室，有 10 个科室需要调整，其中，需要增加床位的有 3 个科室，需要减少床位的有 7 个科室。说明医院各科室床位配置不合理现象较为普遍。

有 3 个需要增加床位的科室，综合耳鼻喉科、儿科、妇产科病床使用率较高，实际床位都低于控制线，满负荷运转，存在安全隐患。7 个需要减少床位的科室，实际床位都高于控制线，如感染科病床使用率只有 48.99%。18 个科室中病床使用率不足 80% 有 7 个科室，床位大量闲置，造成医疗资源的浪费。

第五节　医院核心竞争力分析

我国公立医院体制改革未来的发展方向有可能是：一方面公立医院向企业化管理方式迈进，公立医院享有经营管理的充分自主权；另一方面需要大力加强政府和民间组织的监管力度，使公立医院能够满足病人和社会的需要。但外部管理体制变化和改革及社会监督都只能作为外因，而医院内部的管理才是内因，外因要通过内因才能起作用。如何管理医院，用什么样的策略和措施才能实现医院的价值最大化，在各种公立、私立、股份制、外资及合资医院并存，以及政府投入不足的情况下保持医院的竞争优势；如何管理才能维护和确保服务对象的利益；医院应如何履行自身的社会责任，如何管理才能体现我国医疗卫生服务事业的公益性质，使服务对象满意又能使医院获得持续发展，实现社会、医院、服务对象的三方共赢。医院内部管理体制和策略的变革，在我国现行医疗卫生体制、医疗环境和国家的经济发展水平等诸多环境背景下是更为重要而紧迫的问题和值得深入研究的课题，而医院核心竞争力或核心能力的构建将可能是实现医院、服务对象、社会三方共赢的纽带。

医院核心竞争力能够使医院在一定的区域内，在某一或某些领域实现持续竞争优势，表现为优质、高效、低耗的综合服务实力的一系列互补的技术、学习知识及医院内外部诸多资源的有机整合，通过优秀文化与医务实践融合而形成的一种医院独有的能力。其构成要素涉及医院的技术、资源、知识、文化、组织管理等各个子系统。医院的核心竞争力从多方面影响医院，服务对象——病人、亚健康人群、有需求的健康人群及社会三方的利益。如通过构建核心竞争力，医院获得了技术水平、知名度的提高，高技术的人力资源队伍、硬件条件的改善，医疗设备、建筑、环境的改善，医院软件和硬件的提升和改善，使医院能够吸引更多的服务对象，扩大医院的市场份额，也使医院的社会效益和经济效益得到明显提高。在医院构建核心竞争力的过程中，病人的利益也在更高的层面上得到体现，医院医疗技术水平的提升使疾病的治愈率或缓解率提高、疗效提高，医院服务理念的改变和服务质量的提高，使服务对象在服务过程中的满意度也得到了提高，医院作为整个医疗卫生系统的最重要组成部分为全体公民的健康所做出的贡献，体现出医院的社会责任和社会效益。社会通过医疗机构的服务而获得的价值，体现于全体公民健康状况的改善，突发公共卫生事件的应急处理与救治，政府指定的医疗卫生救治任务的履行，无经济效益的医疗救助行为，源于社会责任感的各种医疗卫生服务、预防保健服务、健康教育促进知识、信念与行动、医疗卫生知识的教育与传播等。

一、医院核心竞争力概述

（一）医院核心竞争力的特点

1. 整合性

核心竞争力的整合性是组织核心技能、技术、管理能力、团队及个人不同能力的有机结合。孤立的技能、技术强大不是核心竞争力，必须与组织的其他技术、技能与能力相互整合，以服务流程中某一个或几个方面表现出的相对于竞争对手的显著优势作为结果并可以通过财务及非财务指标进行评价。

2. 异质性

核心竞争力的异质性是指核心竞争力的形成与组织结构、组织文化、组织规模、组织的内外资源、组织管理及人员素质等多种因素相互整合、协调有关，使不同组织的核心竞争力各不相同、各有特点，表现出显著的差异性。

3. 难以模仿性

核心竞争力的难以模仿性源自它的异质性，它是多种因素经过复杂的协同作用的结果，可以借鉴，但不可以照搬，必须结合本组织的具体实际情况，通过持续地学习、创造、摸索和构建去获得。

4. 增值性

核心竞争力的增值性是指具备核心竞争力的组织应能够通过一系列的流程或环节、最终产品或服务给顾客感知效用做出显著贡献，为客户同时也为组织创造价值、创造效益，而且显著优于竞争对手。

5. 延展性

核心竞争力的延展性是指可以通过某一个或某几个优势领域或技术扩展到其他相关技术或服务领域，使之同样处于优势地位，而不局限于某一领域、某一种产品或服务。如医学腔镜技术可以带动一系列外科微创手术的发展。基因诊断技术和分子生物学技术可以使肿瘤或其他内科疾病的诊断治疗进入个体化、靶向治疗新领域。图像融合技术可以使肿瘤的放射治疗进入"三精"时代，大幅度提高疗效、减轻毒副反应。液晶显示技术的优势可以扩展到笔记本电脑、大屏幕电视显像技术等领域，无线通信技术专长可以带来交换机和无线通信技术的优势。对延展性的评价要包括核心技术可延伸的产品或服务种类及相应的产出。

6. 难以替代性

核心竞争力的难以替代性是指核心竞争力是多因素共同作用、经过长时间构建的结果，对组织的又好又快发展和获得竞争优势具有引领作用，在一定时间内或周期内是其他能力无法替代的。产品、服务或技术的周期或更新速度，产品、服务的可替代性及产品或服务的价格需求弹性直接影响核心竞争力的替代性。核心竞争力不断创新和发展，体现为产品、服务或技术的更新速度越快、产品市场替代率和价格需求弹性越低，核心竞争力的难以替代性就越强。

7. 动态性

核心竞争力的动态性是指由于组织所处的外部环境变化所导致的核心竞争力的波动性，表现为技术、产品或服务的周期性。周期性体现在以下的五个循环过程：无竞争力阶段、初级核心竞争力阶段、成熟核心竞争力阶段、核心竞争力弱化阶段和核心竞争力新生阶段。核心竞争力必须不断创新、发展和培育，才能获得新生，否则，随着时间的推移和竞争对手竞争力的加强，原有的领先优势将会丧失。核心竞争力不同发展阶段的各种指标是有差异的，可以通过组织不同发展阶段的财务与非财务指标分析来判断一个组织的核心竞争力发展阶段，为组织的核心竞争力新生提供数据。

8. 持续性

核心竞争力的持续性是指所获得的竞争优势是长期的而不是短期的。当短期经营目标与培育核心竞争力的长期目标产生冲突，必须考虑长期核心竞争力的目标。对持续性的分析评价就要综合考虑组织近期的各项指标对组织未来战略目标或长期效益、持续竞争优势的影响。

9. 局部优势性

核心竞争力的局部优势性是指优势存在于组织复杂的流程中，体现在一个或某几个环节而不是全部。这种局部优势性也同时成就了核心竞争力的独特性，为不同的组织结合自身实际情况建构自己的核心竞争力提供了理论依据。通过不同环节财务与非财务指标的差别可以识别具有竞争优势的核心业务和核心环节。

（二）医院核心竞争力影响因素分析

1. 知识、技术因素

医院可以通过内部知识的创新和外部知识的学习而不断形成新的知识，新知识通过有组织地学习、应用，可以不断转化为医院的核心技术，成为医院核心竞争力的要素能力，是医院核心竞争力的源泉。

2. 人力资源因素

核心竞争力最终是由人决定的，因为人力资源因素可以通过多个环节影响组织生产要素，从而影响企业的核心竞争力。医院若想超越现有的业绩获得持续的优势，必须关注核心人力资源的储备、构建人才评价和激励机制、加大对员工学习和成长要素的投入。

3. 设备因素

生产设备的先进程度及其规模是核心竞争力的物质保证，而设备的利用率和产出水平则决定核心竞争力的增值性。设备的考核包括设备规模的合理性、设备有效利用率及设备更新率。

4. 产品或服务因素

医院的产品就是医院所提供的服务项目和服务过程，包括诊断、治疗、护理、检查等主要核心价值服务，以及导诊、挂号、餐饮供应、保洁等辅助服务。医院的成本优势是指医院控制自己的经营成本，在行业中做到同类服务成本最低。医院服务的差异性或独特性是指选择被多数病人认为重要的一种或多种服务特质，并制定出实现这一特质的措施及计算相关的成本，满足病人的需求，医院同时在提供服务的过程中获得溢价报酬。

5. 品牌因素

医院的成功与医院的品牌优势关系巨大。医院品牌的打造可以有以下几种路径：培养重点专科或学科、培养人才打造品牌、打造医院经营管理品牌、打造医院的服务品牌、打造医德医风品牌、打造医院的社会责任品牌。

6. 内部流程的协调性因素

医院的流程包括服务流程和管理流程，服务流程是流程再造的核心，体现以服务对象为核心的服务理念。缩短或简化排队、挂号、候诊、化验、检查、取药、交费、办理入出院手续等的时间是服务流程再造的目的。服务流程或业务流程再造的重点在于简化病人的就医过程，减少病人的行动距离，缩短等候时间。医疗流程再造就是针对某种疾病的检查、治疗流程而建立的一种标准或临床路径。流程再造有助于在单位时间内为更多的病人提供服务，提高工作或服务效率，从而提高社会效益与经济效益。在就医的过程中，病人既要解决生理和病理上的不适，还要得到良好的心理体验，如快捷、舒适、放松、温馨等，根据不同的服务对象，设计个性化、差异化的业务流程，是吸引服务对象的重要举措。管理流程影响医院内部管理的效率。医院的服务流程包括门诊流程和住院流程。

7. 文化因素

医院文化为核心竞争力的塑造提供核心价值，医院文化是医院核心竞争力的重要组成部分，它为医院提供一种长期的牵引力，与医院的激励约束机制、科学规范的管理等共同构成医院的核心竞争力，医院文化本身就是医院的核心竞争力。医院的文化竞争力最终决定医院的市场地位和可持续发展能力。

8. 管理因素

医院需要在战略层面上做好决策与管理，以明确医院发展的定位和方向，医院管理者也需要对医院的各种资源进行整合，使资源发挥最大的效用，使资源转化为能力。管理体现出核心竞争力的协调性与整合性特征，医院的管理能力和管理水平通过多个环节对医院的核心竞争力产生重大的影响。

二、医院核心竞争力的财务表现分析

（一）核心竞争力在资产质量上的表现

核心竞争力是医院的各种技能、技术、知识、资源和能力的整合，在形成过程中需要大量的优质资源，而拥有核心竞争力的医院也是以拥有大量优质资源为前提和保障的。医院的优质资源不仅包括会计报表中的静态存量资产，还包括会计报表以外的资源及社会资源。以解构医院核心竞争力为目标的资产质量分析将以会计资产的分析为起点，侧重分析医院核心竞争力所要求的优质资源所具备的质量特征，具体包括资产的变现增值质量、资产结构质量、主营业务资产质量等。高质量的资产既能够满足医院短期的盈利和偿还债务的需要，又能为医院长期核心竞争力的增强做出贡献。

（二）医院核心竞争力在资本结构质量上的表现

资本结构是为组织的战略规划提供资金的债务资本与权益资本的组合。所有医院，不论是营利性还是非营利性，都必须筹集资本以购买资产来实现医院的战略目标。凡是从外部获得的资本一般归类为债务资本或权益资本。医院内部的资本来源包括经营活动的现金流收益、折旧和摊销、非经营活动的现金流盈余和投资及边缘性资产的剥离。资本结构通常是指广义的资金来源结构，即指医院的负债与所有者权益之间的组合、负债内部长期负债与短期负债的组合，以及所有者权益内部各项目之间的组合。不同的资本结构会影响医院近期的经营成果、所有者的最终权益、医院的竞争能力乃至医院未来的发展命运。医院资本结构质量主要关注医院现有资本结构是否有利于医院的良性发展和增强核心竞争力。具有核心竞争力的医院对资本结构质量的要求可综合表现为具有较强融资能力、资产报酬率高于平均资本成本、融资能够为所有者或员工带来较高的收益、融资行为合理、融资利用充分、具有较强的偿债短期与长期能力、资本结构与资产的期限结构有较强的适应性、融资决策能够与增强医院核心竞争力的战略目标保持一致。

（三）医院核心竞争力在成本管理上的表现

医院是政府实行一定福利政策的公益性事业单位，同时又是一个独立的经济实体。医院在进行医疗服务过程中的生产耗费必须得到相应的补偿，才能在市场经济中自主经营、自负盈亏，也才能生存和发展。医院实行成本核算的意义表现在以下几方面：

1. 适应客观经济规律的需要

医疗服务成本就是医院提供医疗服务活动过程中所消耗掉的物质资料价值和必要劳动价值的货币表现。医疗服务也是用来交换的商品。价值规律是商品经济的普遍规律，在卫生领域也必然发生作用。医院只有加强成本核算，才能自觉遵循和运用价值规律，贯彻物质利益原则，才能改变不计成本、不讲效益、不搞核算、吃"大锅饭"的状况，才能正确处理医院内部和外部、单位之间、医院员工和病人之间等各种经济关系。

2. 科学管理的需要

医疗成本是检验各部门、各科室管理工作的重要依据。在完成医疗任务和保证医疗质量的前提下，医疗成本越低，医院的管理水平越高，反之，管理水平越低。医院只有实行成本核算，通过对医疗业务过程中的劳动消耗和劳动成果进行记录、计算、分析、对比，才能发现医院管理中的薄弱环节和存在的问题，从而采取改进措施，提高医院管理水平，实现医院管理的规范化、科学化和现代化。

3. 提高医院社会效益和经济效益的需要

从宏观的社会效益看，如果医务劳动耗费少，诊治病人多，医疗质量高，病人治疗时间短，负担费用少，则社会效益好，反之，社会效益差。从微观经济效益看，医院如果能充分发挥资源的最大作用，在保证医疗质量的前提下，成本越低，医院的经济效益越好。如同类同级医院之间，收费标准相同，预算补偿相同，但由于管理水平的高低、医疗质量的优劣、消耗的大小等有差别，医院之间的医疗效果和经济效益也就存在差别。

4. 有效利用卫生资源的需要

在市场经济条件下，特别是在当前国家财政补助有限、医院收费偏低、医院建设资金不足的情况下，公立医院通过成本核算，研究成本的构成，可考核和审查各种医疗消耗的合理性，避免仪器的闲置和重复购置，避免卫生资源的浪费。

5. 深化医院财务制度改革的需要

医院实行成本核算，使会计工作由预算会计向成本会计、管理会计转变。从会计制度上，是收付实现制向权责发生制的变革，使医院会计从简单的预算、决算管理，进入有组织的经济管理。

任何一家医院，其经营目标均包括对社会——促进国民身体健康、对员工——给予就业的保障和适当的工作报酬、对服务对象——按合理的标准收费、提供高质量的医疗服务。经营正常、经济健康是维持医院正常运作及继续发展的基本条件和手段。当医疗目标与经济效益不一致时，医疗应该优先，但医院若忽视经营收入，将无法生存。医院如果不能在日常营运中获取合理的利润，就无法给予员工适当的报酬，也缺乏购买先进、精密仪器的资金，也无法实现医疗质量的提升。医院经营的成败在一定程度上取决于能够在相对成本和收入上有多大的优势。医院竞争优势的重要来源之一就是成本，成本资源能为组织的成本领先和差异化战略提供支持，通过成本控制和成本资源的转换，成本管理能够形成成本优势，进而形成竞争优势，提升组织的核心竞争力。

（四）医院核心竞争力在现金流量质量上的表现

现金流量中的现金包括医院的库存现金、银行存款、其他货币资金及易于转化成现金的现金等价物，如国库券。现金流量是以上述现金及现金等价物为基础计量的一定时期内医院现金流入、现金流出及其总量、差量情况的总称。现金及其等价物的不断流入、流出形成医院现金流量。现金及其等价物是医院流动性最强的资产，通过现金流量，可以了解医院经济情况，为医院管理者、卫生监管部门、外部投资者及债权人提供真实、可靠的决策信息。从现金流量的角度去考察医院的盈余质量、坏账风险、现金周转能力、投资理财等活动状况，能够比较客观地评价医院的营运发展能力，为医院的管理决策提供财务信息支持，从而提高医院的管理水平和竞争能力。现金流量质量高是指医院的现金流量能够按照医院预期目标进行良性运转，具体表现为各类活动的现金流量周转正常，现金流转状况与医院短期经营状况和医院长期发展目标相适应，现金利用充分，现金储备适度，与对手相比具有较短的经营性循环周期。

影响医院现金流量的因素主要有医院经营业绩、投融资活动、基金变动情况、往来款项变动情况及库存变动情况。医院经营业绩始终是医院现金流量的决定因素。结余使现金增加，亏损使现金减少。融资项目决策依据是该项目的净现金流量现值大于零。投资活动对现金流量的影响与融资活动相反，用现金投资使现金减少，投资收回和收益使现金增加。融资使现金增加，还本付息使现金减少。往来项目余额的增减变动影响现金流量，如预收医疗款余额增加、收回应收医疗款等，都使当期现金增加，而应收款余额增加、应付款余额减少，使当期现金减少。库存变动与现金余额呈反方向变动，如药品库存增加，则当期现金减少，反之，当期现金增加。

医院现金净流量增加的途径主要有提高医院经营管理水平，增加业务收入，降低经营费用，强化应收款回收管理，充分发挥商业信用和现金浮游量的作用，压缩库存，节约占压资金，适度负债经营，利用闲置资金对外投资。

（五）医院核心竞争力的主要财务指标

1.经济效益指标

（1）职工平均业务收入＝业务收入／平均职工人数。业务收入包括医疗收入、其他收入。

（2）百元固定资产医疗收入＝医疗收入／平均固定资产余额×100，反映固定资产的利用效率。

（3）百元专业设备医疗收入＝医疗收入／专业设备平均额×100，反映医疗设备利用效率。

（4）资产收益率＝收支结余／平均总资产×100%，反映医院资产的收益。

（5）药品收入占医疗收入的比重＝药品收入／医疗收入×100%，它是区间指标，反映药品收入占医疗收入的比重及医院收入的结构。

（6）经费自给率＝业务收入／业务支出×100%。经费自给率大于1，表明医院经常性收支能够自给；小于1，表明医院业务支出大于收入。

（7）收支结余增长率＝本年业务收支结余／上年业务收支结余×100%-1，业务收支结余增长表明医院经营业绩好。

（8）医疗收入增长率＝本期医疗收入／上期医疗收入×100%-1，反映医院医疗收入增长情况。

2.现金流量指标

（1）业务收支现金率＝经营活动现金净流量／业务收支结余×100%，反映医院收益中现金支持比例，用于判断收益的现金保障程度。

（2）医疗收入现金率＝经营现金净流量／医疗收入×100%，反映医疗收入中现金支持比例，即现金流所占比重。

（3）资产现金率＝经营现金净流量／资产总额×100%，反映医院正常经营活动带来的现金及等价物的比重。

3.偿债能力指标

（1）资产负债率＝负债总额／资产总额×100%，医院的资产负债率越低，表明医院通过负债取得的资产越少。资产负债率是一个区间指标，具有两面性。从经营的角度看，资产负债率过低，表明医院对外部资金的利用不足，而资产负债率过高，表明医院资金缺口大，现金流有问题，偿债风险大。

（2）流动比率＝流动资产／流动负债×100%，反映医院流动资产变为现金用于偿还流动负债的能力。通常，医院流动比率越大，债权人的资金偿还就越有保障，但过大的流动比率也表明医院对外部资金未能有效运用。

（3）速动比率＝速动资产／流动负债×100%，用于衡量医院流动资产中可以立即用于偿付流动负债的能力。

4.反映管理水平的指标

（1）应收医疗款周转率＝（医疗收入／应收医疗款平均余额）×100%，反映病人欠费回收的速度。周转速度快，表明资金占用少、坏账损失风险小、资金流动性高。

（2）存货周转率＝（药品材料支出／存货平均余额）×100%，反映医院存货库存是否过量，一般以最少的库存为最好。

（3）流动资产周转次数＝医疗收入／流动资产平均占用额，反映流动资产利用效率。

5.病人费用评价指标

主要有门诊次均费用、门诊次均药品费、每床日费用或出院病人次均费用和每床日药品费四个指标。这些指标属于区间指标，应相对合理，适应区域经济发展水平及当地群众医疗需求水平或收入水平。

三、医院核心竞争力的非财务表现

（一）平均住院床日数

平均住院床日数 = 出院病人实际占用床日数 / 出院病人数，是反映医疗效率和效益、医疗质量和技术水平的综合指标。

（二）床位使用率

床位使用率 =（实际占用床日数 / 实际开放床日数）×100%，反映医院病床的利用效率。

（三）病床周转次数

病床周转次数 = 出院病人数 / 开放床位数，它从另一方面反映医院床位的工作效率。

（四）市场占有率

市场优势评价理论认为，医院不断增强竞争能力目的就是要尽可能多地赢得市场份额，甚至是垄断某一市场，医院的市场优势就是其核心竞争力的典型代表，医院核心竞争力的大小可以通过市场占有率来衡量。市场占有率高，在盈利的前提下医院可以获得更多的收益，甚至是超额收益，但要注意这种超额收益应具有持续性和增长性。市场占有率是医院核心竞争力重要的外在表现，可以用年门诊量、年住院量表示。

（五）消费者或客户指标

医院的核心竞争力最终需要消费者和客户的认可，通过消费者和客户的购买行为来实现。这方面可以采用门诊及住院病人增长率、服务满意度、人均服务费用等指标评价。客户满意是指个人通过一种产品或服务的可感知效果或结果与其期望值相比较后，所形成的愉悦或失望的感觉状态。满意度水平是可感知的效果与期望值两者之间的差异函数，即客户满意度可感知的效果—期望值。就医院而言，客户病人、亚健康人群、有保健需求的健康人群满意度的评价指标包括服务态度、技术水平、医疗费用、就诊环境、诊疗是否便捷及治疗效果等。客户满意度的主要影响因素包括服务态度、信息交流、技术能力、就医费用、就医环境、就医方便程度、就医流程、医院的硬件设备及就诊过程中非医疗问题的服务连续性和服务效果等。其中，护理服务对病人满意度的影响非常重要。客户满意度需要通过问卷调查来进行测量。

（六）反应性

病人的反应性是指医疗保健系统是否满足社会大众的期望，这个期望不是对医疗结果的期望，而是指对病人是否享有人格尊严的非医疗性质的各种期望。包括两方面：一是病人的主观反应。尊重个人尊严、尊重病人的治疗自主权及隐私权。二是客观服务满意度。对病人关注的及时性、社会支持网络，主要是家庭及朋友的支持程度、医院设施的基本条件、选择卫生服务提供者的可能性。该指标能够比较全面反映医院关注病人、以病人为中心的程度，反应性指标需要通过问卷调查来进行测量。

（七）医疗费用负担

从病人和社会视角来看，医疗费用是反映社会效益的指标。根据病人就诊的类型，可分为门诊费用、急诊费用、住院费用三类。门急诊费用可以每人、每人次计，住院费用可以每人、每人次、每日或每床日计算。因存在分解就医和重复就医问题，以次均费用计算不能完全反映个人的就医负担。病人的医保类型、疾病构成、病人的经济水平结构等都影响门诊和住院次均费用的高低，如疑难杂症占就医人群构成比例越大，相应的费用就会越高。此外，次均住院费用还受到平均住院天数的影响，同样床日费用的情况下，平均住院天数越多，次均住院医疗费用就越高，故该指标反映的费用负担概念要与平均住院天数结合起来考虑。

第四章　医院收入的管理与核算

第一节　医院收入概述

一、医院收入的含义

（一）医院收入概念

医院收入是指医院开展医疗服务及其他活动依法取得的非偿还性资金。

"医疗服务及其他活动"包括医院所开展的医疗、科研、教学以及与之相关的其他活动。在开展这些活动时，需要消耗各种资源，为了使各项医疗活动不间断地进行，需要不断地取得补偿，医院取得的补偿包括国家财政补助、向病人收费、医疗保险机构付费，这些都构成了医院的收入。在市场经济条件下，医院经批准可以利用暂时闲置的资产对外投资，投资取得的收益也构成医院收入。

（二）医院收入的特征

1. 收入产生于医院的日常活动

医院的日常活动同工商企业是不一样的，其一般不从事物质资料的生产或商品流通活动，其主要任务是围绕党和政府确定的卫生工作方针，开展医疗服务活动和与之相关的其他活动，由于医院是公益性的事业单位，其开展业务活动所耗费的资源通常不能通过向病人收取费用得到完全补偿，还需要政府财政部门、主管部门或上级单位给予补助。因此，医院的收入来源于为病人提供医疗服务后收取的医疗收入、政府财政补助收入、主管部门补助收入等。医院还可以通过开展同医疗相关的活动取得收入，如制剂生产、对外投资等，用来补偿医疗活动中的耗费。

2. 收入是依法取得的

医院的收入，必须符合国家有关法律、法规和制度的规定，如财政补助收入必须通过法定程序报批后，方能取得。医院的医疗服务收入，其收费项目和收费标准都由政府管制，医疗服务项目、收费价格必须按照规定程序经过有关部门批准后，才能向服务对象收取。医院的药品价格、药品加成政策也由政府管制。医院的其他收入，也要按照规定的程序和规则依法取得。

3. 收入必然导致净资产的增加

医院收入能够增加资产或减少负债，最终引起医院净资产的增加。

4. 收入是非偿还性资金

医院取得的各项收入，都是不需要偿还的。有些收入虽然不需要偿还，却需要按规定的条件和用途使用，如财政专项补助、科研项目补助等。

（三）医院收入的分类

医院的收入按照来源可分为以下几种：

1. 医疗收入

即医院开展医疗服务活动取得的收入，包括门诊收入和住院收入。

2. 财政补助收入

即医院按部门预算隶属关系从同级财政部门取得的各类财政补助收入，包括基本支出补助收入和项目支出补助收入。基本支出补助收入是指由财政部门拨入的符合国家规定的离退休人员经费、政策性亏损补贴等经常性补助收入；项目支出补助收入是指由财政部门（包括发展改革部门安排的基建投资）拨入的主要用于基本建设和设备购置、重点学科发展、承担政府指定公共卫生任务等的专项补助收入。

3. 科教项目收入

即医院取得的除财政补助收入外专门用于科研、教学项目的收入。

4. 其他收入

即医院取得的除医疗收入、财政补助收入、科教项目收入以外的其他收入，包括培训收入、食堂收入、银行存款利息收入、租金收入、投资收益、财产物资盘盈收入、捐赠收入、确实无法支付的应付款项等。

二、收入的确认与计量

医院确认各项业务收入，应当以权责发生制为基础，财政补助收入和科教项目收入以收付实现制为基础。

权责发生制是以应收应付作为标准来处理经济业务，确认本期收入和费用的会计核算基础。在权责发生制基础下，凡属本期应计的收入，不管本期是否实际收到款项，均作为本期的收入处理；凡属本期应负担的费用，不管本期是否实际付出款项，都作为本期的费用处理。

收付实现制是以款项的实际收付为标准来处理经济业务，确认本期收入和支出的会计核算基础。在收付实现制基础上，凡在本期实际支付的款项，不论其付款义务是否归属于本期，均应作为本期支出处理；凡在本期实际收到的款项，不论其是否属于本期，均应作为本期收入处理。

医院各项收入的确认和计量原则如下：

（一）医疗收入

医疗收入应按照权责发生制基础予以确认，即在提供医疗服务（包括发出药品）并收讫价款或取得收款权利时，按照国家规定的收费标准计算确定的金额确认入账。医院给予病人或其他付费方的折扣不计入医疗收入。

医院同医疗保险机构结算时，医疗保险机构实际支付金额与医院确认金额之间存在差额的，除医院因违规治疗等管理不善原因被医疗保险机构拒付产生的差额外的，应当调整医疗收入。

（二）财政补助收入

财政补助采用国库集中支付方式下拨时，在财政直接支付方式下，应在收到代理银行转来的《财政直接支付入账通知书》时，按照通知书中的直接支付入账金额确认财政补助收入；在财政授权支付方式下，应在收到代理银行转来的《授权支付到账通知书》时，按照通知书中的授权支付额度确认财政补助收入。

其他方式下拨的财政补助，应在实际取得补助时确认财政补助收入。

（三）科教项目收入

科教项目收入按照收付实现制基础予以确认，即在实际收到时，按照实际收到的金额予以确认。

（四）其他收入

其他收入中，固定资产出租收入、投资收益等按照权责发生制基础予以确认，其他收入一般在实际收到时予以确认。

三、收入的管理

（一）充分利用现有条件积极组织收入

随着社会经济的发展，社会人群的医疗需求也相应发生变化，医院应通过发展和改善服务来满足人民群众日益增长的医疗需求。在市场经济条件下，医院若要发展，除财政部门给予支持外，还必须充分利用人才、技术、设备等资源优势，在保证服务质量的前提下，不断提高效率，拓宽服务范围，积极、合理地组织各种收入，不断扩大财源，增强自我发展能力。

（二）正确处理社会效益与经济效益的关系

医院在开展医疗业务活动的过程中，必须将社会效益放在首位，应承担更多的社会责任，充分体现医院的公益性。努力做到有利于人民群众的健康改进、有利于卫生事业的发展、有利于社会和谐发展。同时，医院在组织收入活动时也要强调经济效益，应加强管理，通过技术提升、服务质量提高、效率改进来增加经济效益。将社会效益与经济效益有机结合起来，不能单纯追求经济效益而忽视社会效益。

（三）保证收入的合规性与合理性

医院在组织收入的过程中，要特别强调收入的合规性和合理性。合规性就是要依法办事，严格执行国家物价政策，建立健全各项收费管理制度。调整收费项目和收费标准，必须按照规定程序经有关部门批准，不得自立项目乱收费。合理性就是要从病人的角度，按照病情的基本需要，合理检查、合理施治、合理用药，以避免给病人带来不合理的经济负担。

（四）收入管理中的几个问题

（1）对财政补助收入，要严格按照国家规定的财政经费科目、内容、程序，进行申报、领拨、使用、核销，并按照预算级次和预算科目进行明细反映。

（2）对按规定应上缴的收入要及时上缴，如转让资产收入等。

（3）对医疗收入等服务性收入，要严格执行物价收费标准。

（4）注意划清几个界限：

①划清基建投资与事业经费的界限。

②划清财政补助收入与上级补助收入的界限。

③划清医疗收入与对外投资收入的界限。

（五）严格收入凭证的管理

收入凭证是医院与其他单位或个人之间发生经济往来的书面证明。它既与增加医院资产或减少医院负债有联系，又是医院核算各项收入的依据。为此，必须按照有关规定使用统一监制的收费票据，建立严格的管理制度，按照要求填制。同时，应加强凭证的复核、检查和保管。

（六）建立健全收入管理制度

在医院的收入管理中，必须结合医院的具体情况，采取相应措施，完善收入管理制度。当日收入原则上当日入账，并及时结算。严禁隐瞒、截留、挤占和挪用。现金收入不得坐支。

四、收入的内部控制

（一）收入控制的概念

医院收入控制是指为了保证收入业务活动的有效进行，保证收入的合法、合理、安全和完整，及时发现并纠正错误与舞弊，确保医院收入控制目标的实现，采用一系列具有控制职能的方法、措施和程序，进行有效组织、制约、考核和调节，明确收入岗位的职责和权限，使之保持相互联系、相互制约的关系，并予以系统化、规范化，组成一个严密控制管理体系。

（二）收入控制的目的和意义

1. 收入控制的目的

医院收入是医院货币资金收入的主要来源，具有发生频繁、金额大、经办人员多、内容复杂和管理难度高等特点，从医院发生的贪污案件中看，相当一部分与单位内部控制不严有关。因此，加强收入的控制，是医院财务会计内部控制的重要部分。收入控制可以达到以下目的：

（1）合法性

保证医院收入业务活动符合有关法律、政策及规章制度。

（2）真实性

保证登计入账的收入确已存在或者已经发生，所有收入的确认必须真实，不能提前和推迟确认收入以及任意虚列隐瞒收入。

（3）完整性

保证收入及时足额收取，并及时记录，且均已登计入账，登计入账的收入确已办理相关手续，无隐匿收入或收入流失现象。

（4）正确性

保证收入核算分类正确，保证收入正确地计入明细账，并经正确地汇总，在会计报表上正确地披露。

2. 收入控制的意义

加强医院收入内部控制，可以促使医院积极合理组织收入，保证收入的合法性、合规性，将各项收入全面纳入单位预算，实行统一核算与管理，使各项收入得以全面反映，有效防范收入环节中乱收费、收款员贪污、收受回扣行为的发生，提高医院经济效益。

（三）收入控制的范围

医院收入从发生到确认实现、会计核算、核对、报告、分析等，这些基本环节都是收入控制的范围。

1. 收入的发生环节

医院所有收入的发生和确认，必须保证其合法性，按国家政策规定取得。

2. 开票环节

医院所有收入，必须开具统一编号的收费收据，保证收入的完整性。

3. 收入的确认和计量环节

医院所有收入必须是已实现、已取得，并且是可以计量的。医院收入应统一结账时间，保证收入的正确确认和计量。

4. 收入的会计核算环节

设置合理的收入会计核算账簿体系，健全收入的总账和明细账进行总明账核算，保证收入核算的真实性和正确性。

5. 收入的核对环节

收入的核对包括总账与明细账核对、收入凭证与发票存根核对、汇总日报表与每个收费结算人员日报表核对、收入凭证与记账收入核对、科室核算收入与财务会计记账收入核对等，这些核对措施是保证收入安全完整的重要手段。

6. 编制收入报告环节

挂号、门诊、住院结算处每天定期编制个人日报表和汇总日报表，科室核算处每天汇总科室收入日报表，财务部门每天汇总记账收入汇总日报表，每月定期编制收入财务会计报表。

7. 分析收入变化情况环节

定期不定期分析收入变化情况，主要分析收入结构变化情况和收入增减变动情况，找出影响收入变动原因，认真进行因素分析，提出应对措施和建议。

8. 收入授权环节

医院收入必须纳入统一核算管理体系，全部由财会部门统一管理和核算，未经特殊授权，医院内部其他部门和个人，不得自行收取，不得设立"小金库"。

（四）收入控制的要点和方法

1. 收入控制的要点

医院收入控制是对所有收入的全过程控制，每个环节既有相对独立性，又贯穿于整个收入、收款、票据、货币资金、应收医疗款等全过程之中。医院收入控制处于管理控制的中心地位。医院收入业务包括价格、预算、发生、退出、核算、报告、票据、检查、分析与考核等基本环节，这些基本环节都是收入控制的要点。

2. 收入控制的控制方法

医院业务收入控制的方法多种多样，最主要的控制方法有以下几种：

（1）不相容职能分离控制

建立收入业务的职责分工制度，使收入业务发生与收款业务职能、收入票据使用与审核保管职能分离，收入票据保管与出纳职能、收入退款与审批等不相容职能相分离。

（2）授权批准控制

实行收入收款授权控制，医院的所有收入必须统一由财务部门管理，未经授权批准，任何单位和个人不得收取款项。

（3）会计核算控制

确定收入统一结账时间，正确确认收入。已确认发生的收入，必须及时记账核算。建立有关收入报告制度，门诊收费室、挂号处每日编制收入日报表，住院结算处每日编制在院病人医药费及预交住院金日报表，科室核算处每日编制科室收入日报表，财会人员每月编制收入明细报表。

（4）预算控制

编制收入预算，确保医院一切收入统一纳入预算管理。不得擅自坐支现金，不得私设小金库、设账外账。各项收入统一交财务会计部门管理。

（5）人员素质控制

医院的收款人员不同于一般的商场收银员，其业务范围不仅仅包括收款，同时要开具正式收款收据，熟知收款项目、规定价格和计算机知识，要遵守《会计法》对现金管理的制度。因此，办理收入业务的人员应当持有计算机证和会计证上岗，具备良好的职业道德，忠于职守，廉洁奉公，遵纪守法，客观公正。同时，对收入岗位的人员定期轮换，特别是门诊与住院结算人员要定期内部轮岗。

（6）安全控制

门诊收费室和住院结算处限制非财务人员接触，印章要妥善保管，加强收入票据管理，建立收入票据登记簿，加强收入票据的审核，审核收入票据存根与收入报表是否相符，审核收入日报表与计算机数据库数据源是否相符，审核收入日报表与科室核算收入日报表是否相符，审计人员审核财务会计记账收入与收入日报表及科室核算收入是否相符，确保收入的安全完整。

第二节　医疗收入的管理与核算

一、医疗收入的含义

（一）医疗收入概念

医疗收入是指医院开展医疗服务活动取得的收入，包括门诊收入和住院收入。医疗服务是医院业务工作的主体和中心，在开展医疗业务活动中，医护人员借助各种诊疗手段和专业技术为病人进行各种检查、治疗。这些检查和治疗有的在门诊进行，有的则在住院部进行。医疗收入是医院收入的主要来源。

（二）医疗收入的分类

1. 按照提供服务的地点不同

分为门诊收入和住院收入。

（1）门诊收入

是指为门诊病人提供医疗服务所取得的收入，包括挂号收入、诊察收入、检查收入、化验收入、治疗收入、手术收入、卫生材料收入、药品收入、药事服务费收入、其他门诊收入（如救护车收入）等。

（2）住院收入

是指为住院病人提供医疗服务所取得的收入，包括床位收入、诊察收入、检查收入、化验收入、治疗收入、手术收入、护理收入、卫生材料收入、药品收入、药事服务费收入、其他住院收入（如向住院病人提供膳食服务收入）等。

2. 按照性质

分为劳务性收入、检查类收入、设施类收入、药品及材料收入、其他医疗收入等。

（1）劳务性收入

是指向病人提供医疗服务而取得的收入，包括挂号收入、手术收入、护理收入、药事服务费收入等。

（2）检查类收入

是指借助于医疗设备为病人提供检查、检验服务而取得的化验收入等。

（3）设施类收入

是指向病人提供医疗设施服务而取得的收入，包括床位收入等。

（4）药品及卫生材料收入

是指为病人提供药品、卫生材料而取得的收入，包括药品收入、卫生材料收入等。

（5）其他医疗收入

是指为病人提供以上医疗服务之外的收入，主要包括救护车收入、向住院病人提供膳食服务的收入等。

二、医疗收入的管理

我国公立医院是社会公益性的事业单位，国家对医疗收费价格实行管制，因而，医疗收入不能完全补偿医院的资源耗费。医院的医疗收入范围广、项目多、差别大。医院应按照规定的收费标准收费，使收入合规、合理。做好医院医疗收入管理，应注意以下几点：

（一）严格执行医疗服务收费标准

医疗收费标准统一由省（市、自治区或单列市）物价部门、财政部门会同卫生主管部门制定。医疗收费标准，政策性很强，医院必须严格执行，不准以任何理由违反物价政策，更改收费标准。

（二）严格执行药品及卫生材料的价格管理及招标采购规定

医院必须认真执行国家关于药品及卫生材料招标采购的有关规定，必须严格执行国家规定的价格以及加成标准。医院不得自行招标采购药品及卫生材料，更不得违反国家规定自行确定药品及卫生材料的价格。

（三）建立健全医疗收入凭证的控制、审核和管理

医院的医疗收入凭证，包括挂号、住院、诊察、检查、化验、手术、药品、材料等收费凭证都必须由医院财务部门根据规定统一印制、验收、登记和保管，其他任何部门不准自行印发，更不准以便条作为收入凭证。为规范收入凭证管理，财务部门应指定专人对各类凭证，包括已用完收回的存根，进行专门登记、保管。不准任意领发、销毁，要严格领发手续，按规定发放。医院的各项收入都必须依法开给病人收款收据，凭证的填写要清楚，不得任意涂改，否则无效。收费收据要按编号顺序连号使用，作废的要全份保存注销，收费收据遗失要追究当事人的责任，严肃处理。医院财务部门要加强收入凭证的复核检查工作，医院各项收入凭证，要做到有专人进行复核或抽查，以防止错收、漏收，并堵塞漏洞。

（四）加强病人欠费管理，努力做好催收工作

门诊、住院病人发生的欠费，应根据实际情况配置专、兼职人员做好催收工作，尽量避免长期拖欠，以减少资金占用，避免坏账损失。对已发生的坏账应按规定及时处理。

（五）医疗收入应及时入账

医院的医疗收入必须及时入账。每日业务终了，挂号、收款员应将当日收入在核对无误的基础上，按照医院规定，填制缴款单、日报表或结算单，连同现金、银行存款等，解缴财会部门，由财会部门出纳员审核签收集中送存开户银行，或由门诊、住院收费处每日集中送存开户银行，以银行交款单与财务部门结算。不准任何人在门诊、住院收费处借用、挪用、垫支公款，否则应以违反财政纪律处理。

三、医疗收入的核算

（一）医疗收入的账户设置

医院应当设置"医疗收入"科目，核算医院开展医疗服务活动取得的收入，并在该科目下设置"门诊收入""住院收入"两个一级明细科目，进行明细核算。

该科目属于收入类科目，借方登记收入的退还、冲销、转出数，贷方登记发生的收入数，余额反映收入的累计数。月末将累计数转至"本期结余"科目后，该科目无余额。

1. "门诊收入"一级明细科目

"门诊收入"一级明细科目，核算医院为门诊病人提供医疗服务所取得的收入。该一级明细科目下应当设置"挂号收入""诊察收入""检查收入""化验收入""治疗收入""手术收入""卫生材料收入""药品收入""药事服务费收入""其他门诊收入""结算差额"等二级明细科目，进行明细核算。其中："药品收入"二级明细科目下，应设置"西药""中成药""中草药"等三级明细科目。

"结算差额"二级明细科目，核算因医院按照医疗服务项目收费标准计算确认的应收医疗款金额与医疗保险机构实际支付金额不同，而产生的需要调整医院医疗收入的差额，但不包括医院因违规治疗等管理不善原因被医疗保险机构拒付所产生的差额。医院因违规治疗等管理不善原因被医疗保险机构拒付而不能收回的应收医疗款，应按规定确认为坏账损失，不通过本明细科目核算。结算差额在发生时，应按比例调整收入，月末无余额。

2. "住院收入"一级明细科目

"住院收入"一级明细科目，核算医院为住院病人提供医疗服务所取得的收入。该一级明细科目下应当设置"床位收入""诊察收入""检查收入""化验收入""治疗收入""手

术收入""护理收入""卫生材料收入""药品收入""药事服务费收入""其他住院收入""结算差额"等二级明细科目，进行明细核算。其中："药品收入"二级明细科目下，应设置"西药""中成药""中草药"等三级明细科目。

"结算差额"二级明细科目的核算内容同"门诊收入"一级明细科目所属的"结算差额"二级明细科目。

3. 医疗收入应当在提供医疗服务（包括发出药品）并收讫价款或取得收款权利时确认

按照国家规定的医疗服务项目收费标准计算确定的金额确认入账。医院给予病人或其他付费方的折扣不计入医疗收入。

医院同医疗保险机构结算时，医疗保险机构实际支付金额与医院确认的应收医疗款金额之间存在差额的，对于除医院因违规治疗等管理不善原因被医疗保险机构拒付所产生的差额以外的差额，应当调整医疗收入。当医院与医疗保险机构进行跨年度结算时，对于除医院因违规治疗等管理不善原因被医疗保险机构拒付所产生的差额以外的差额，应当调整当年医疗收入。

（二）医疗收入的主要账务处理

（1）实现医疗收入时，按照依据规定的医疗服务项目收费标准计算确定的金额（不包括医院给予病人或其他付费方的折扣），借记"库存现金""银行存款""应收在院病人医疗款""应收医疗款"等科目，贷记"医疗收入"科目。

"依据规定的医疗服务项目收费标准"主要指医院按照现行国家规定的医疗服务项目以及所属物价部门制定的项目服务收费标准，在为病人提供项目医疗服务时，按其规定的收费标准进行收费。

（2）医院收到医疗保险机构结算支付的应收医疗款时，按照实际收到的金额，借记"银行存款"科目，按照医院因违规治疗等管理不善原因被医疗保险机构拒付的金额，借记"坏账准备"科目，按照应收医疗保险机构的金额，贷记"应收医疗款"科目，按照借贷方之间的差额，借记或贷记"医疗收入"科目（门诊收入、住院收入——结算差额）。

医保结算差额是指医院在同医疗保险机构结算应收医疗款时，由于医院是按照医疗收费项目确认应收医疗款，而医疗保险机构则依据每出院次均费用或单病种定额费用等方式与医院进行实际结算支付，由此产生的除医院因违规治疗等管理不善原因被医疗保险机构拒付的金额，应确认为"结算差额"。

（3）期末，将本科目贷方余额转入本期结余，借记"医疗收入"科目，贷记"本期结余"科目。

第三节　财政补助收入的管理与核算

一、财政补助收入的含义

财政补助收入是指按部门预算隶属关系从同级财政部门取得的各类财政补助收入，包括基本支出补助收入和项目支出补助收入。

基本支出补助收入是指由财政部门拨入的符合国家规定的离退休人员经费、政策性亏损补贴等经常性补助收入；项目支出补助收入是指医院由财政部门拨入的主要用于基本建设和设备购置、重点学科发展、承担政府指定公共卫生任务等方面的专项补助。

二、财政补助的支付方式

政府财政给予医院的财政补助支付方式有两种：一种是直接拨款（现已较少采用），一种是国库集中支付。在国家实行国库管理制度改革后，根据不同的支付主体及资金用途，国库集中支付又分为财政直接支付和授权支付两种形式。

（一）财政直接支付

财政直接支付是指由财政部门签发支付令，代理银行根据财政部门的支付指令，通过国库单一账户体系将资金直接支付到收款人或用款单位账户。

实行财政直接支付是参照国际通行做法并结合我国国情的一种必然选择。它有利于增强财政工作的公正性，最大限度地节约财政资金；有利于规范预算执行，硬化预算约束；有利于减少支付中间环节，加快资金到账速度；有利于防止腐败行为的滋生和蔓延，促进和加强廉政建设，适应加强财政管理监督和提高支付效率的客观要求。

财政直接支付的范围：

（1）工资支出。主要是指纳入财政统发工资范围的在职和离退休人员的工资。

（2）工程采购支出。

（3）货物和服务采购支出。

（4）转移性支出。是指拨付给有关单位或下级财政部门，未指明具体用途的支出。具体包括：税收返还、原体制补助、过渡期转移支付、结算补助等支出，以及未指明购买内容的某些专项支出等。

财政直接支付的流程：

（1）一级预算单位汇总、填制《财政直接支付申请书》，上报同级财政国库支付中心。

（2）国库支付中心审核确认后，开具《财政直接支付汇总清算额度通知单》和《财政直接支付凭证》分别送人民银行、预算外专户的开户行和代理银行。

（3）代理银行根据《财政直接支付凭证》及时将资金直接支付到收款人或用款单位，然后开具《财政直接支付入账通知书》，送一级预算单位和基层预算单位。

（4）一级预算单位及基层预算单位根据《财政直接支付入账通知书》作为收到和付出款项的凭证。

（5）代理银行依据国库支付中心的支付指令，将当日实际支付的资金，按一级预算单位、预算科目汇总，分资金性质填制划款申请凭证并附实际支付清单，分别与国库单一账户、预算外专户进行清算。

（6）人民银行和预算外专户开户行在《财政直接支付汇总清算额度通知单》确定的数额内，根据代理银行每日按实际发生的财政性资金支付金额填制的划款申请与代理银行进行资金清算。

财政补助采用国库集中支付方式下拨时，在财政直接支付方式下，应在收到代理银行转来的《财政直接支付入账通知书》时，按照通知书中的直接支付入账金额确认财政补助收入。

（二）财政授权支付

财政授权支付是指预算单位按照财政部门的授权，自行向代理银行签发支付指令，代理银行根据支付指令，在财政部门批准的预算单位的用款额度内，通过国库单一账户体系将资金支付到收款人账户。

财政授权支付是国库集中支付的另一种形式。采用财政授权支付方式，是借鉴国际经验，将经常性小额支付在授权范围内交由预算单位管理。这样可以在不改变预算单位资金使用权的情况下，加强管理监督，方便预算单位用款。同时，每月大量发生的小额支付由财政授权预算单位自行支付，不需要逐笔向财政部门申请，可以提高支付效率。

财政授权支付的流程：

1. 申请和下达用款额度

预算单位按照规定时间和程序编报分月用款计划，申请财政授权支付用款额度。财政部门批准后，分别向中国人民银行和代理银行签发《财政授权支付汇总清算额度通知单》

和《财政授权支付额度通知书》。前者用以通知中国人民银行据以办理总清算业务；后者通知代理银行逐级下达财政授权支付额度。代理银行要在一个工作日内将额度通知有关分支机构，各分支机构在一个工作日内通知预算单位。预算单位收到代理银行分支机构转来的《财政授权支付额度到账通知书》，即可办理财政授权支付业务。

2. 预算单位办理支付业务

预算单位凭据《财政授权支付额度到账通知书》确定的额度，自行签发财政授权支付指令，通知代理银行办理资金支付业务。

3. 代理银行办理支付

代理银行收到预算单位提交的支付指令后，审核支付指令的金额是否在财政部门下达的相应预算科目财政授权支付用款额度范围内，以及支付指令信息是否齐全完整。审核无误后，按照有关规定办理现金支付或转账、信汇、电汇等资金支付和汇划业务。

4. 预算单位账务处理

预算单位账务处理包括两方面内容：一是收到代理银行转来的《财政授权支付额度到账通知书》后，借记"零余额账户用款额度"，贷记"财政补助收入"（财政授权支付）；二是通知代理银行付款后，根据代理银行加盖转讫章的进账单（第三联）及其他凭证，借记相关支出科目，贷记"零余额账户用款额度"。

在财政授权支付方式下，应在收到代理银行转来的《财政授权支付额度到账通知书》时，按照通知书中的授权支付额度确认财政补助收入。

（三）直接拨款

直接拨款是指在未实施国库集中支付方式下，财政部门直接将财政拨款下拨到单位的银行账户，单位应在实际取得补助时确认财政补助收入。此种方式目前已经较少采用。实际账务处理时，要注意与上级补助收入相区分，以免在决算时造成财政拨款重复计算。

三、财政补助收入核算

（一）财政补助收入的账户设置

医院应设置"财政补助收入"科目，核算医院按部门预算隶属关系从同级财政部门取得的各类财政补助，并在该科目下设置"基本支出补助"和"项目支出补助"两个一级明细科目进行明细核算。

该科目属于收入类科目，借方登记财政补助收入的缴回、冲销或转出数，贷方登记医院按部门预算隶属关系从同级财政部门取得的各类财政补助数，余额反映收入的累计数。

月末将累计数转至"本期结余"科目和"财政补助结余"科目后，该科目无余额。

1."基本支出补助"一级明细科目

"基本支出补助"一级明细科目核算医院由财政部门拨入的符合国家规定的离退休人员经费、政策性亏损补贴等经常性补助；"基本支出补助"一级明细科目下按照《政府收支分类科目》中"支出功能分类科目"的末级科目进行明细核算。月末将累计数转至"本期结余"科目后，该科目无余额。

2."项目支出补助"一级明细科目

"项目支出补助"一级明细科目核算医院由财政部门拨入的主要用于基本建设和设备购置、重点学科发展、承担政府指定公共卫生任务等方面的专项补助。月末将累计数转至"财政补助结余"科目后，该科目无余额。

"项目支出补助"一级明细科目下按照《政府收支分类科目》中"支出功能分类科目"的"医疗卫生""科学技术""教育"等一级科目和末级科目，以及具体项目进行明细核算。

（二）财政补助收入主要账务处理

（1）财政直接支付方式下，按照财政直接支付金额，借记"医疗业务成本""财政项目补助支出"等科目，贷记"财政补助收入"科目；对于为购建固定资产、无形资产或购买药品等库存物资而由财政直接支付的支出，还应借记"在建工程""固定资产""无形资产""库存物资"等科目，贷记"待冲基金——待冲财政基金"科目。

年度终了，医院根据本年度财政直接支付预算指标数与当年财政直接支付实际支出数的差额，借记"财政应返还额度——财政直接支付"科目，贷记"财政补助收入"科目。

（2）财政授权支付方式下，按照财政授权支付到账额度金额，借记"零余额账户用款额度"科目，贷记"财政补助收入"科目。

年度终了，医院本年度财政授权支付预算指标数大于零余额账户用款额度下达数的，借记"财政应返还额度——财政授权支付"科目，贷记"财政补助收入"科目。

（3）在直接拨款其他方式下，实际收到财政补助收入时，按照实际收到的金额，借记"银行存款"等科目，贷记"财政补助收入"科目。

（4）期末，将本科目的贷方余额分别转入本期结余和财政补助结转（余）。按本科目（基本支出补助）的贷方余额，借记"财政补助收入"科目（基本支出补助），贷记"本期结余"科目；按本科目（项目支出补助）的贷方余额，借记"财政补助收入"科目（项目支出补助），贷记"财政补助结转（余）——财政补助结转（项目支出结转）"科目。

第四节 科教项目收入的管理与核算

一、科教项目收入的含义

科教项目收入是指医院取得的除财政补助收入外专门用于科研、教学项目的补助收入。包括科研项目收入和教学项目收入。

科教项目资金来源于科研、教育管理部门、上级主管部门及其他单位，这里的"项目"，指医院从财政部门以外的部门或单位取得的，具有指定用途，项目完成后需要报送有关项目资金支出决算和使用效果书面报告的资金所对应的项目。

科教项目收入的票据使用管理，根据《财政部关于行政事业单位资金往来结算票据使用管理有关问题的补充通知》文件中规定：

（1）行政事业单位取得上级主管部门拨付的资金，形成本单位收入，不再向下级单位拨转的，可凭银行结算凭证入账；转拨下级单位，属于暂收代收性质，可使用行政事业单位资金往来结算票据。

（2）行政事业单位取得具有横向资金分配权部门（包括投资主管部门、科技主管部门、国家自然科学基金管理委员会等）等拨付的基本建设投资、科研课题经费，形成本单位收入的，可凭银行结算凭证入账；转拨下级单位或其他相关指定合作单位的，属于暂收代收性质，可使用行政事业单位资金往来结算票据。

（3）没有财务隶属关系的行政单位之间发生的往来资金，应凭银行结算凭证入账。

（4）没有财务隶属关系的事业单位等之间发生的往来资金，如科研院所之间、高校之间、科研院所与高校之间发生的科研课题经费等，涉及应税的资金，应使用税务发票；不涉及应税的资金，应凭银行结算凭证入账。

二、科教项目收入的核算

（一）科教项目收入账户设置

医院应设置"科教项目收入"科目，核算医院取得的除财政补助收入外专门用于科研、教学项目的补助收入，并在该科目下设置"科研项目收入""教学项目收入"两个一级明细科目，按具体项目设置明细账，进行明细核算。

该科目属于收入类科目，借方登记科教项目收入的缴回、冲销或转出数，贷方登记医院取得的财政补助收入以外的科研、教学项目资金，余额反映收入的累计数。月末将累计数转至"科教项目结余（余）"科目后，该科目无余额。

科教项目收入应当在实际收到时，按照实际收到的金额予以确认。

（二）科教项目收入的主要账务处理

（1）从财政部门以外的部门或单位收到科研、教学项目资金时，按收到的金额，借记"银行存款"等科目，贷记"科教项目收入"科目。

（2）期末，将"科教项目收入"科目贷方余额转入科教项目结转（余），借记"科教项目收入"科目，贷记"科教项目结转（余）"科目。

第五节 其他收入的核算

一、其他收入的含义

其他收入是指医院开展医疗业务、科教项目之外的活动所取得的收入，包括培训收入、银行存款利息收入、租金收入、投资收益、财产物资盘盈收入、捐赠收入、食堂收入、确实无法支付的应付款项等。

其他收入比较繁杂，医院应因地制宜地加强管理。同时，应严格执行有关规定和收费标准。

培训收入是指医院开展医疗业务活动中，为其他医院、单位培训或安排进修人员时取得的收入。

投资收益是指医院在经济活动中，进行对外投资取得的收益，包括债券、以无形资产开展投资的收益等。

捐赠收入是指捐赠人无偿捐赠给医院非限定用途的资金。

二、其他收入的核算

（一）其他收入账户设置

医院应当设置"其他收入"科目，核算医院除医疗收入、财政补助收入、科教项目收入以外的其他收入（包括培训收入、食堂收入、银行存款利息收入、租金收入、投资收益、财产物资盘盈收入、捐赠收入、确实无法支付的应付款项等），并在该科目下按照其收入的种类设置明细科目，进行明细核算。其中，医院对外投资实现的投资净损益，应单设"投资收益"明细科目进行核算。

该科目属于收入类科目，借方登记其他收入的退回、冲销或转出数，贷方登记医院取得的其他收入数，余额反映收入的累计数。月末将累计数转至"本期结余"科目，该科目无余额。

（二）其他收入的主要账务处理

（1）取得培训收入、食堂收入、银行存款利息收入等时，按照实际收到的金额，借记"库存现金""银行存款"等科目，贷记"其他收入"科目。

（2）固定资产出租收入，在租赁期内各个期间按直线法确认收入。

①采用预付租金方式的，收到预付的租金时，借记"银行存款"等科目，贷记"其他应收款"科目；分期确认租金收入时，借记"其他应收款"科目，贷记"其他收入"科目。

②采用后付租金方式的，每期确认租金收入时，借记"其他应收款"科目，贷记"其他收入"科目。收到租金时，借记"银行存款"等科目，贷记"其他应收款"科目。

③采用分期收取租金方式的，每期收取租金时，借记"银行存款"等科目，贷记"其他收入"科目。

（3）投资收益。

①短期投资持有期间收到利息等投资收益时，按实际收到的金额，借记"银行存款"等科目，贷记"其他收入"科目（投资收益）。

出售或到期收回短期债券本息，按实际收到的金额，借记"银行存款"科目，按出售或收回短期投资的成本，贷记"短期投资"科目，按其差额，借记或贷记"其他收入"科目（投资收益）。

②长期股权投资持有期间，投资单位宣告分派利润时，按照宣告分派的利润中属于医院应享有的份额，借记"其他应收款"科目，贷记"其他收入"科目（投资收益）。

处置长期股权投资时，按照实际取得的价款，借记"银行存款"等科目，按照所处置长期股权投资的账面余额，贷记"长期投资——股权投资"科目，按照尚未领取的已宣告分派的利润，贷记"其他应收款"科目，按照其差额，借记或贷记"其他收入"科目（投资收益）。

③持有的长期债券投资，应在债券持有期间按照票面价值与票面利率按期计算确认利息收入，如为到期一次还本付息的债券投资，借记"长期投资——债权投资（应收利息）"科目，贷记"其他收入"科目（投资收益）；如为分期付息、到期还本的债券投资，借记"其他应收款"科目，贷记"其他收入"科目（投资收益）。

出售长期债权投资或到期收回长期债权投资本息，按照实际收到的金额，借记"银行存款"等科目，按照债券初始投资成本和已计未收利息金额，贷记"长期投资——债权投资（成本、应收利息）"科目（到期一次还本付息债券），或"长期投资——债权投资""其他应收款"科目（分期付息债券），按照其差额，贷记或借记"其他收入"科目（投资收益）。

（4）盘盈的库存物资、固定资产等，在经批准处理时，借记"待处理财产损益"科目，贷记"其他收入"科目。

（5）接受的捐赠资金，按照实际收到的金额，借记"银行存款"等科目，贷记"其他收入"科目；接受的实物资产捐赠，按照同类或类似资产的市场价格或有关凭据注明的金额加上相关税费，借记"固定资产"等科目，按发生的相关税费金额，贷记"银行存款"等科目，按其差额，贷记"其他收入"科目。

（6）确实无法支付的应付款项，按照经批准核销的金额，借记"应付账款""其他应付款"科目，贷记"其他收入"科目。

（7）处理废品取得收入，按实际收到的处置收入，借记"库存现金""银行存款"等科目，贷记"其他收入"科目。

（8）期末，将本科目余额转入本期结余，借记"其他收入"科目，贷记"本期结余"科目。

第五章 医院成本核算管理分析

第一节 医院成本核算概述

一、医院成本核算特点

医院与企业有着相同的成本核算目标，即都希望通过成本核算达到控制成本，降低经营过程中不必要的资源消耗，提高内部资源利用率，最终达到经营效果最优化的目的。成本与费用都是医院的资源消耗，与提供的医疗服务直接相关的资源消耗应计入成本，医院提供的辅助性的、与医疗服务间接相关的资源消耗应当计入费用。目前医院施行的财务会计制度主要借鉴了企业会计制度，通过分摊方法将无法直接归集于医疗服务项目的资源消耗逐渐分摊计入各医疗服务项目中，最终得出医院全成本。但仔细对比公立医院与企业成本核算特点，仍能发现公立医院成本核算与企业成本核算存在较大差异。

（一）非标准化的服务

公立医院提供的是非标准化的医疗服务。企业在生产经营过程中提供的是标准化的产品与服务，得出的产品成本可以被统一地归集与计量，企业可以依据公司批量生产的产品按照其生产流程进行统一定价，最终得出标准化成本。与企业不同，公立医院提供的医疗服务项目并不是标准化的产品，其为不同病人提供的医疗服务存在一定程度的差异，对应的医疗服务成本需要综合考虑多种影响因素，医疗服务成本会因为病人自身状况不同与医疗条件差异等发生变化，医疗条件的进步或者治疗方式的差异都有可能极大程度地降低医疗成本，各项医疗服务中存在多种难以被统一计量的非标准化成本，其总成本无法被统一计量，因此医院提供的医疗项目成本并不能像企业提供的产品服务成本一样批量定价。

（二）多维度分摊过程

公立医院的成本分摊过程涉及多个维度。企业的成本分摊方式较为简单且便于理解，其成本归集对象通常只涉及商品这一单一维度，企业在归集成本过程中可以依据产品的生产过程进行逐步分摊。但公立医院成本流转过程较为复杂，成本的分摊过程可能涉及较多维度，按照归集对象的不同，医院成本可以被细分为许多小类，例如按照科室作为归集对象得出科室成本，按照医疗服务项目作为归集对象得出医疗服务项目成本，按照病种作为归集对象得出病种成本等。多维度的成本分摊过程更为医院成本核算方法的确立增加难度，其要求有关人员投入更大精力调研完善相关工作，进而选择最合适的核算方法。

（三）成本的非补偿性

公立医院成本与企业成本相比存在非补偿性。企业在经营过程中，通常将利润最大化作为自身经营目标，利用营销手段与成本控制等方式补偿自身成本。公立医院与企业不同，其提供的医疗服务在一定程度上是国家福利的体现，并不能够将利润最大化当作公立医院成本管理的目标。公立医院无法通过控制成本和扩大销售等经营手段提高医院内部剩余资金，即存在成本开支的非补偿性，且实际运营过程受国家管理，自主节约成本增加收入的途径较少。在公立医院的实际经营过程中，各医院经营侧重点不同，医院成本项目可能存在一定的差异，因此必须在保证大框架相同的情况下根据各医院自身经营特点设置不同的医院成本核算方法。

二、医院成本核算相关概念

（一）医疗服务成本

医疗服务成本是医疗单位在为病人提供医疗服务过程中消耗的所有资源，包括人力、物力和自然资源。在医院为病患提供相应的医疗服务过程中，会消耗一定的工作人员工作量和医疗卫生材料等资源，医疗服务成本就是这些资源消耗的货币总和。在医疗服务中，它首先应当包括提供医疗服务的人力成本，主要指提供医疗服务的人员薪酬等。其次应当包括消耗的物力，主要指提供医疗服务时消耗的医疗卫生材料等。最后应当包括提供医疗服务时消耗的自然资源，主要指医院计提的与医疗服务相关的固定资产折旧、资金费用等资源消耗。为医院医疗服务提供支持的所有成本都应当通过合理依据计入医疗服务成本中，因此该项成本是评价医院提供医疗服务项目消耗资源总量水平的直接指标。

（二）医院不完全成本

在医院成本核算的初级阶段，由于成本核算基础较差，医院为了降低运行成本，简化核算过程中的相关计算，可能不会核算全部应当归属于医疗服务项目的费用，而是选择不完全成本核算方法进行核算。医院不完全成本是指医院核算出的成本并不完全包括应归属于医疗服务项目的所有耗费，而是根据医院经营管理的需要选择性核算出的医院成本。我国成本核算起步较晚，不完全成本核算法主要应用于医院成本核算初期，该阶段核算相关理论基础与核算环境存在一定的局限性，公立医院常采用不完全成本核算法核算科室成本，并根据简化后的核算结果发放科室人员绩效奖金。

（三）医院全成本

医院全成本是指所有医疗服务项目以及医疗科室（部门）发生的费用加上医院日常发生的所有费用消耗的总额。医院成本项目众多，可以按照医院成本核算的目的间的差异将医院成本进行分类，具体成本项目分类如图 5-1 所示：

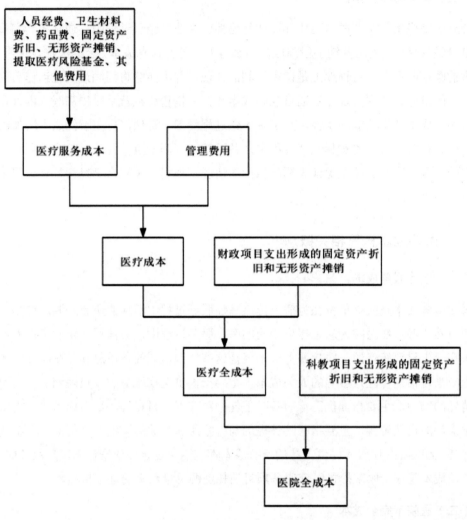

图 5-1　医院成本构成图

三、医院成本核算原则

医院成本核算应遵循的原则主要有三点：一是应当遵循权责发生制原则；二是应当遵循配比原则；三是应当遵循可比性原则。

（一）权责发生制原则

在 2018 年国家正式发布《政府会计制度》之前，大部分事业单位内部采用的都是收付实现制原则，但 20 世纪 90 年代财政部发布的《医院会计准则》中就明确指出：医院在进行会计处理时，主要采用权责发生制原则完成对业务收支的会计处理，但在医院的实际经营情况中也可以使用收付实现制完成对预收资金的收支处理。收付实现制，是指将现金的实际收到与实际付出作为会计处理的核算标准，凡是当期收付的款项都计入当期收益与费用的一种会计核算原则。权责发生制原则，是指将单位取得收到现金权利或是支付现金责任的发生为标志来确认单位本期收入和费用以及相应的债权债务。医院如果采用权责发生制原则作为医院成本核算的原则，不管该笔项目的成本费用医院是否已经支付，只要医院能够从该笔项目中取得收益，均应将此项目的成本费用计入业务发生当期的成本费用。由此可以推知，如果医院尚未从该笔项目中收益，即使已经支付相关的成本费用，也不应将其计入当期成本费用。

在医院的实际核算过程中，如果医院全部采用收付实现制进行相应的会计处理，得出的会计数据无法准确反映医院实际收支情况，可能会导致医院账面资产和负债与医院实际拥有的资产负债情况不符。现代结算主要以信用作为基础，采用的结算方式种类复杂，存在大量计提摊销经济事项，也存在大量应收未收和应付未付的经济交易，这些经济事项与现金实际流转存在一定程度的偏离，如医院科室配备医疗设备、建筑物、图书、档案资料等，这些资金运用都属于一次性投入，如果采用收付实现制核算则会造成投入期的费用畸高，难以反映真实的财务状况。对于这些资产应该在后期使用中采用权责发生制计提相应折旧，通过"累计折旧"科目核算资产在实际使用过程中真实的费用，这样才可以反映固定资产在任一时期的真实价值。再比如，对于医院长期贷款的应付利息与待发工资等负债，如果采用收付实现制计量，只有在实际偿还相应负债时才进行相应的会计处理，在查看财务报表时难以了解医院真实的负债水平，可能会低估医院的财务风险。但当医院采用权责发生制完成此类业务的会计处理时，此类费用每月都要计入相应的会计科目，可以及时反映医院的债务水平，因此只有采用权责发生制原则，才可以准确核算医院的医疗成本。

（二）配比原则

配比原则是指某一会计期间产生的费用或者归集在某些项目上的费用应当与相应的收入或者产出匹配，即要求费用与收益相匹配。该原则的应用可以完成对利润的确定。会计主体产生的经济活动会取得一定的收益，这些收益必定会存在对应的费用，最终的利润就是收入减去对应费用的结果。配比原则运用的依据是费用应当由对应的受益者承担。经济活动中产生的可以与收入相匹配的费用被称为直接成本，与收入并不存在直接联系的费用被称为间接成本；直接成本可以通过与收入配比确定当期损益，而间接费用则应选择适当的标准计入与收入相匹配。医院会计核算中采用配比原则时，在实际核算各部门（科室）成本、各项目成本、各病种成本时，相应的成本应当以实际发生的完全成本为准，同时与相应的各部门（科室）收入、各项目收入、各病种收入相符。即收入列入具体部门（科室），对应的成本就列入对应的部门（科室）成本，收入列入具体项目，对应的成本就列入对应的项目成本；收入列入具体病种，对应的成本就列入对应的病种成本费用。医院提供的医疗服务过程中可以直接与收入相匹配的费用计入直接成本，与医疗服务收入不存在直接联系的费用则计入间接成本。

（三）可比性原则

可比性原则是指在会计核算过程中需要按照前后统一的会计处理方法完成会计核算，核算过程中使用的各指标应当口径一致，核算得出的成本数据应当在各个期间内前后可比。医院成本核算中采用可比性原则时，对于医院全成本信息而言，应当保证核算出的医院全成本在各个会计期间内可比，同时不同医院间全成本信息也应当具备可比性。对于医院的同一标准化流程而言，相同流程信息应在各会计期间内可比，不同医院间相同流程的信息也须进行横向比较，使得各部门或数据使用者更好地评价医院各流程效率，从多视角评价医院内部资源利用率。对医院科室信息而言，相同医院的科室信息应在各会计期间内可比，不同医院间相同科室的信息也应可比。对医疗服务项目成本而言，相同医院的相同医疗服务项目应在不同会计期间内信息可比，不同医院间相同的医疗服务项目也应当具备信息可比性。对病种成本而言，相同医院治疗同一病种产生的成本信息应当在各会计期间内可比，不同医院间相同病种成本也应当可以进行比较分析。

四、医院成本核算方法

医院根据自身核算条件差异与财务管理需求的不同，可以将医院成本归集对象分为三类，分别是科室成本、医疗服务项目成本和病种成本。依据成本归集对象的不同，可以将医院成本核算方法分为三类：第一类是科室成本核算法，在实际核算过程中将医院的具体科室当作具体成本归集对象，按照一定的方法将费用归集到科室中，最终核算科室发生的成本费用总和；第二类是项目成本核算法，在实际核算过程中将具体的医疗卫生服务项目当作具体成本归集对象，按照一定的方法将费用归集到医疗服务项目中，核算不同项目发生的成本费用总和；第三类是病种成本核算法，在实际核算过程中将具体病种当作成本归集对象，按照一定的方法将费用归集到具体病种中，核算治疗不同病种产生的成本费用总和。医院在选择成本核算方法时应当根据医院成本核算条件与财务决策的具体需求选择最恰当的成本核算方法。

（一）科室成本核算法

医院在实际核算医院成本过程中，将科室成本作为成本归集对象，通过合理的分摊依据归集核算科室的成本。在医院成本核算方法中，科室成本核算法具有十分重要的地位。首先，科室是医院内部最简单的组织结构，是直接使用和耗费成本的基本单元，将科室作为成本归集对象计算出的科室成本是医院总成本的分解项目。其次医院采用科室成本核算法进行成本核算时，便于医院分解核算医院总成本。最后科室成本核算法更是项目成本、病种成本等其他成本核算方法的基础，因此科室成本法具有承上启下的作用。

科室成本核算方法通常将全院所有科室依照功能责任的不同划分为四类责任中心，分别是临床服务类科室、医疗技术类科室、医疗辅助类科室和行政后勤类科室。临床服务类科室直接为病人提供医疗服务，提供的医疗服务可以体现最终医疗结果。这类科室产生的成本费用可以直接完整地反映医疗过程产生的成本，因此该科室又被称为直接成本科室。医疗技术类科室主要为临床服务类科室以及各类病人提供相应的医疗技术服务。医疗辅助类科室为临床服务类科室和医疗技术类科室提供各类辅助性服务。行政后勤类科室主要为临床服务类科室、医疗技术类科室和医疗辅助类科室提供后勤服务。由于这三类科室成本并不能直接体现医疗成本，因此统一划入间接成本科室。间接成本通过合理科学的分摊依据逐级分摊计入直接成本科室，最后进行汇总得出完整的科室成本。分摊依据的选择并没有统一标准，因此各医院通常根据自身核算条件选择合适的分摊依据计算科室成本，而分摊依据选择的科学性在很大程度上影响了科室成本核算的准确性。

（二）项目成本核算法

依照项目成本核算法计算出的医疗服务项目成本可以准确地反映医院提供的医疗服务消耗的全部资源，依据该方法计算出的结果作用巨大，对外可以作为医疗服务定价部门制定医疗服务收费标准的依据，对内可以为医院预算编制提供相应依据。此方法将医疗服务项目作为成本归集对象，根据科学合理的分摊依据将医院全成本分摊计入各类医疗服务项目，最后进行汇总得出完整的医疗服务项目成本。通常采用此方法进行核算时，首先将医院科室提供的所有医疗服务项目进行分类，对直接体现医疗服务项目结果的成本直接计入医疗服务项目成本，对不能直接计入的成本选择科学准确的分摊标准分摊计入。分摊标准的选择并没有统一标准，由各医院根据自身核算条件选择合适的标准，最终汇总计算出完整的医疗服务项目成本。因为项目成本核算使用的数据建立在科室成本核算处理的基础上，因此完善的科室成本核算体系是推行项目成本核算方法的前提条件，科室成本核算结果的准确性直接影响项目成本的计算。相关部门可以根据项目成本核算结果计算应向医院发放的财政补助，医疗服务定价部门也可以将该结果作为医疗服务项目定价的依据，提高项目定价的准确性。

（三）病种成本核算法

病种成本核算法是将具体病种作为成本归集对象，将治疗该病种各环节消耗的医院资源通过合理的依据分摊计入各病种中，最终计算出各病种消耗的全部资源的方法。病种成本核算法以项目成本核算数据为基础，首先确定特定病种，再将治疗该病种消耗的所有卫生材料资源与使用的全部服务项目成本汇总，最终得出完整的病种成本。病种成本核算时使用的分摊依据并无统一标准，通常采用工作量或服务量作为分摊依据。选择分摊依据时应当参照两项原则：一是准确性，选择的分摊标准必须能够将总成本准确计入归集对象，汇总计算出的病种成本必须准确反映该病种消耗的所有资源；二是公平性选择的分摊依据需要公平地将各种间接成本分摊计入病种，不能使部分病种计入较多的间接成本。病种成本核算法增加了未来按照病种付费的可能性，医院内部可以依据病种成本流转过程探索降低病种成本的途径，也可以为医生提供的医疗服务起到规范限制作用。国内外各项相关研究均指出，病种成本核算法是未来公立医院成本核算的发展趋势，但是目前医院财务方面因为核算条件的限制存在大量基础核算，财务人员的理论基础欠缺，且对病种流程了解不够深入，需要医院投入大量专业人员才能完成病种成本核算体系的建立。对国内多数公立医院来说，实施病种成本核算方法仍存在较大障碍。

第二节　成本核算的一般程序

一、医院成本核算的层次框架

如前所述，医院成本包括按核算对象不同的分类、按核算范围不同的分类、按计入成本方法不同的分类、按核算目的不同的分类等。依据各种分类成本提供不同的成本信息，满足信息使用者的不同需要。实务中结合上述分类，形成医院成本核算的层次框架。

（一）基于成本核算对象不同的核算层次

依据成本核算对象不同，医院的成本核算分为科室成本核算、医疗服务项目成本核算、病种成本核算、床日成本核算、诊次成本核算等。

1. 科室成本核算

科室成本核算是指将医院业务活动中所发生的各种耗费，按照科室分类，以医院最末级科室作为成本核算单元进行归集和分配，计算出科室成本的过程。

2. 医疗服务项目成本核算

医疗服务项目成本核算是指以临床服务类、医疗技术类及医疗辅助类科室开展的医疗服务项目为对象，归集和分配各项支出，计算各项目单位成本的过程。

3. 病种成本核算

病种成本核算是指以病种为核算对象，按一定流程和方法归集相关费用，计算病种成本的过程。

4. 诊次和床日成本核算

诊次和床日成本核算是以诊次、床日为核算对象，将科室成本进一步分摊到门急诊人次、住院床日中，计算出诊次成本和床日成本的过程。

科室是医院医疗活动的基层单位，科室成本核算也是成本核算基础。一般情况下，医疗服务项目、病种治疗也是以科室为基本实现单位，其成本也包括在科室成本中。因此，上述各类成本均以科室成本为基础，彼此间存在密切的关系。

（二）基于成本核算范围不同的核算层次

1. 医疗业务成本核算

医疗业务成本核算是指以医疗业务成本为核算对象，归集医院业务科室开展医疗服务活动自身发生的各种耗费，以计算医院医疗业务成本的过程，医疗业务成本中不含医院行政及后勤管理部门的耗费、财政项目补助支出和科教项目支出形成固定资产的折旧和无形资产摊销。

2. 医疗成本核算

医疗成本核算是指以医疗成本为核算对象，归集医院为开展医疗服务活动，医院各业务科室和行政及后勤各部门自身发生的各种耗费，以计算医院医疗成本的过程。医疗成本不含财政项目补助支出和科教项目支出形成固定资产的折旧及无形资产摊销。

3. 医疗全成本核算

医疗全成本核算是指以全成本为核算对象，归集医院为开展医疗服务活动，医院各部门自身发生的各种耗费，以及财政项目补助支出形成的固定资产、无形资产耗费等，以计算医院医疗全成本的过程。

4. 医院全成本核算

医院全成本核算是指以医院全成本为核算对象，归集医院为开展医疗服务活动，医院各部门发生的所有耗费，以计算医院全成本的过程。

（三）基于计入成本方法不同的核算层次

1. 直接成本核算

直接成本核算是指以科室成本为核算对象，归集直接计入本科室的成本费用，以计算各科室直接成本的过程。

2. 间接成本核算

间接成本核算是指以科室全成本为核算对象，归集分配本科室的间接成本，以计算科室全成本的过程。如在对临床科室成本的核算中，将医技科室、医辅、行政管理等科室部门成本以分项逐级分步结转的方法分摊，最终转入临床科室，以计算临床科室的全成本。

（四）成本核算的综合实现框架

实务中，根据成本核算的目标，综合上述不同类型的成本，构成如下的综合实现框架：

1. 各科室直接成本的计算

以科室为成本核算对象，归集本科室的直接成本，在计算确定医疗业务成本的基础上，进一步计算确定各科室的医疗成本、医疗全成本、医院全成本。

2. 各类科室直接成本的计算

以临床类科室、医技类科室、医辅类科室等成本为核算对象，依据类内各科室的直接成本，归集本类科室的直接成本。包括医疗业务成本、医疗成本、医疗全成本、医院全成本。

3. 各科室全成本的计算

以科室为成本核算对象，在各科室的直接成本的基础上，归集分配本科室的间接成本，以计算本科室的全成本。包括医疗业务成本、医疗成本、医疗全成本、医院全成本。

4. 各类科室全成本的计算

以临床类科室、医技类科室、医辅类科室等成本为核算对象，依据类内各科室的全成本，归集本类科室的全成本。包括医疗业务成本、医疗成本、医疗全成本、医院全成本。

5. 临床科室床日成本、诊次成本的计算

以临床科室的床日成本、诊次成本为核算对象，依据科室的全成本、床日、诊次，归集本临床科室的床日成本、诊次成本。包括基于医疗业务成本、医疗成本、医疗全成本、医院全成本的床日成本、诊次成本。

6. 医疗服务项目成本的计算

以临床服务类、医疗技术类及医疗辅助类科室开展的医疗服务项目为对象，归集和分配各项支出，计算各项目单位成本。

7. 病种成本的计算

将为治疗某一病种所耗费的医疗项目成本、药品成本及单独收费材料成本进行叠加，计算各病种成本。

二、医院成本核算的成本项目

成本项目是对某成本核算对象成本构成的分类结果。根据医院成本的情况，由于医院成本核算的范围不同包括医疗业务成本、医疗成本、医疗全成本、医院全成本，因此，严格意义上讲，成本项目也包括上述几个层级的成本项目。医院医疗业务成本项目一般包括人员费用、卫生材料费、药品费、固定资产折旧费、无形资产摊销费、提取医疗风险基金、其他费用等。医疗成本的成本项目还包括管理费用；医疗全成本的成本项目还包括财政项目补助支出形成的固定资产折旧和无形资产摊销；医院全成本的成本项目还包括科教项目

支出形成的固定资产折旧和无形资产摊销。见表 5-1：

表 5-1　不同层级成本的成本项目组成表

成本层级	成本	项目
医疗业务成本	人员费用、卫生材料费、药品费、固定资产折旧费、无形资产摊销费、提取医疗风险基金、其他费用	
医疗成本	人员费用、卫生材料费、药品费、固定资产折旧费、无形资产摊销费、提取医疗风险基金、其他费用	管理费用
医疗全成本	人员费用、卫生材料费、药品费、固定资产折旧费、无形资产摊销费、提取医疗风险基金、其他费用	管理费用、财政项目补助支出形成的固定资产折旧和无形资产摊销
医院全成本	人员费用、卫生材料费、药品费、固定资产折旧费、无形资产摊销费、提取医疗风险基金、其他费用	管理费用、财政项目补助支出形成的固定资产折旧和无形资产摊销、科教项目支出形成的固定资产折旧和无形资产摊销

对医疗业务成本的成本项目的组成情况分述如下：

（一）人员经费

人员经费是医院根据有关规定支付给职工的各种报酬，包括工资福利支出、对个人和家庭的补助支出。工资福利支出包括基本工资、绩效工资（津贴补贴、奖金）、社会保障缴费等。包括货币性薪酬也包括非货币性薪酬（如，医院以自己的医疗服务产品为医院职工提供的医疗服务及健康体检等）。

1. 工资福利支出

工资福利支出是医院在一定时期内直接支付给本单位职工的全部劳动报酬总额与福利性补贴支出。按照国家有关规定，医院职工工资福利支出包括基本工资、津贴补贴、奖金、社会保障缴费、伙食补贴、绩效工资、其他工资福利等。各部分的具体构成参见表 5-2。以下对其中的部分项目做具体的说明。

（1）基本工资

包括职务（岗位）工资与薪级工资。职务工资是指以岗位劳动责任、劳动强度、劳动条件等评价要素确定的岗位系数支付给职工的工资报酬。薪级工资是指按职工的工作表现和资历计发各职工的工资。

（2）津贴补贴

是指根据国家规定为补偿职工额外或特殊的劳动消耗，以及为了保证职工生活水平不受特殊条件的影响而支付给职工的各种津贴和补贴，主要包括政府特贴、教护龄补贴、夜班津贴、卫生津贴、通信津贴等。

（3）奖金及绩效工资

根据职工被聘岗位，依据岗位技术含量、责任大小、风险大小确定岗级，以医院经济效益和劳动力价位确定，以职工的劳动成果为依据支付的劳动报酬。

（4）社会保障费

指医院按照国家规定的基准和比例计算，向社会保险经办机构缴纳的基本养老保险、医疗保险、失业保险金、工伤保险基金和生育保险等。

（5）其他工资福利支出

包括医院以自己的医疗服务产品为医院职工提供的医疗服务及健康体检；为职工住宅区域提供的福利性服务等。

2. 对个人和家庭的补助

对个人和家庭的补助包括抚恤金、生活补助、医疗费、助学金、住房公积金、提租补贴、住房补贴和其他对个人和家庭的补助支出等，参见表5-2。

（二）卫生材料费

卫生耗材指医院业务科室在医疗服务活动中发生的各种卫生材料耗费。主要包括：血费、氧气费、放射材料费、化验材料费、其他卫生材料费等。

（三）药品费

药品费是指医院业务科室在医疗服务活动中发生的各种消耗的药品。主要包括：西药、中草药、中成药。

（四）固定资产折旧费

按规定计提的固定资产折旧费。主要指医院使用的房屋建筑、专用设备、一般设备，以及其他固定资产本期发生的资产价值耗费。其具体提取方法及标准见第五章相关部分。

（五）无形资产摊销费

按规定计提的无形资产摊销费。主要指医院使用的信息网络系统、专利权、非专利技术、商标权、著作权、土地使用权等应分摊的成本与费用。

（六）提取医疗风险基金

按规定计提的医疗风险基金。包括医院按年业务收入的1‰～3‰计提医疗风险基金，以及由于计提的医疗风险金不足支付，直接计入当期成本的医疗风险支出。

（七）管理费用

管理费用是指医院行政及后勤管理部门为组织管理医疗、科研、教学业务活动而发生

续表 5-2

的各项费用，包括行政及后勤部门发生的人员经费、公用经费、医院统一负担的离退休人员经费、坏账损失、银行借款利息支出、汇兑损益、印花税等。

（八）其他费用

其他费用包括办公费、水电费、邮电费、取暖费、公用车运行维护费、差旅费、培训费、福利费、工会经费及其他费用等。

针对上述对医疗业务成本构成的分析，依据卫生健康委与国家医药总局近期颁发的关于《医院财务制度》和《医院会计制度》的实施意见中提供的医院会计科目设置表，基于医院成本核算的科目与会计核算科目衔接的需要，各类科室成本核算一般需要设置的明细科目见表 5-2（√表示为各功能科室应使用的成本核算明细科目）。

表 5-2　医院成本项目明细分类表

项目名称	相关会计科目				成本核算的科室类别			
	医疗业务成本、管理费用会计科目级次				医疗业务成本			管理费用
	2级	3级	4级	5级	临床	医技	医辅	行政后勤
人员经费	2				√	√	√	√
工资福利支出		3			√	√	√	√
基本工资			4		√	√	√	√
职务（岗位）工资			4		√	√	√	√
薪级工资			4		√	√	√	√
津贴补贴		3			√	√	√	√
政府特贴			4		√	√	√	√
卫生津贴			4		√	√	√	√
护龄津贴			4		√	√	√	√

续表 5-2

项目名称	相关会计科目				成本核算的科室类别			
	医疗业务成本、管理费用会计科目级次				医疗业务成本			管理费用
	2级	3级	4级	5级	临床	医技	医辅	行政后勤
教龄津贴			4		√	√	√	√
交通费			4		√	√	√	√
通信补贴			4		√	√	√	√
夜班津贴			4		√	√	√	√
防暑降温费			4		√	√	√	√
奖金		3			√	√	√	√
社会保障缴费		3			√	√	√	√
基本养老保险费			4		√	√	√	√
医疗保险费			4		√	√	√	√
失业保险费			4		√	√	√	√
工伤保险费			4		√	√	√	√
生育保险费			4		√	√	√	√
其他社保缴费			4		√	√	√	√
伙食补助费		3			√	√	√	√
绩效工资		3			√	√	√	√
其他工资福利支出		3			√	√	√	√
加班工资			4		√	√	√	√

续表 5-2

项目名称	相关会计科目				成本核算的科室类别			
	医疗业务成本、管理费用会计科目级次				医疗业务成本			管理费用
	2 级	3 级	4 级	5 级	临床	医技	医辅	行政后勤
其他			4		√	√	√	√
对个人和家庭的补助		3			√	√	√	√
离休费			4					√
离休费				5				√
离休人员生活性补贴				5				√
离休人员护理费				5				√
离休人员其他补贴				5				√
退休费			4					√
退休费				5				√
退休人员补贴				5				√
退职（役）费				5				√
抚恤金			4		√	√	√	√
生活补助			4		√	√	√	√
医疗费			4		√	√	√	√
助学金			4		√	√	√	
住房公积金			4		√	√	√	√
提租补贴			4		√	√	√	√

续表 5-2

项目名称	相关会计科目				成本核算的科室类别			
	医疗业务成本、管理费用会计科目级次				医疗业务成本			管理费用
	2级	3级	4级	5级	临床	医技	医辅	行政后勤
购房补贴			4		√	√	√	√
其他对个人和家庭的补助支出			4		√	√	√	√
独生子女费				5	√	√	√	√
职工探亲旅费				5	√	√	√	√
丧葬费				5	√	√	√	√
其他				5	√	√	√	√
卫生材料费	2				√	√	√	
血费		3			√	√	√	
氧气费		3			√	√	√	
放射材料费		3			√	√	√	
化验材料费		3			√	√	√	
其他卫生材料费		3			√	√	√	
药品费	2				√	√	√	
西药		3			√	√	√	
中成药		3			√	√	√	
中草药		3			√	√	√	
固定资产折旧费	2				√	√	√	√

续表 5-2

项目名称	相关会计科目				成本核算的科室类别			
	医疗业务成本、管理费用会计科目级次				医疗业务成本			管理费用
	2级	3级	4级	5级	临床	医技	医辅	行政后勤
无形资产摊销	2				√	√	√	√
计提医疗风险基金	2				√	√		
其他费用	2				√	√	√	√
商品和服务支出		3			√	√	√	√
办公费			4		√	√	√	√
印刷费			4		√	√	√	√
咨询费			4		√	√	√	√
手续费			4		√	√	√	√
水费			4		√	√	√	√
电费			4		√	√	√	√
邮电费			4		√	√	√	√
取暖费			4		√	√	√	√
物业管理费			4		√	√	√	√
差旅费			4		√	√	√	√
因公出国（境）费			4		√	√		√
维修（护）费				5	√	√	√	√
专用设备维修费				5	√	√	√	√

续表 5-2

项目名称	相关会计科目				成本核算的科室类别			
	医疗业务成本、管理费用会计科目级次				医疗业务成本			管理费用
	2级	3级	4级	5级	临床	医技	医辅	行政后勤
房屋建筑物维修费				5	√	√	√	√
网络信息系统运行维护费				5	√	√	√	√
其他维修费				5	√	√	√	√
租赁费			4		√	√	√	√
会议费			4		√	√	√	√
培训费			4		√	√	√	√
公务接待费			4		√	√	√	√
其他材料费			4		√	√	√	√
低值易耗品			4		√	√	√	√
专用燃料费			4		√	√	√	√
劳务费			4		√	√	√	√
委托业务费			4		√	√	√	√
工会经费			4		√	√	√	√
福利费			4		√	√	√	√
公务用车运行维护费			4		√	√	√	√
租车费				5	√	√	√	√
燃料费				5	√	√	√	√

续表 5-2

项目名称	相关会计科目				成本核算的科室类别			
	医疗业务成本、管理费用会计科目级次				医疗业务成本			管理费用
	2级	3级	4级	5级	临床	医技	医辅	行政后勤
维修费				5	√	√	√	√
过桥过路费				5	√	√	√	√
保险费				5	√	√	√	√
安全奖励费				5	√	√	√	√
其他				5	√	√	√	√
其他交通费用			4		√	√	√	√
其他商品和服务支出			4		√	√	√	√
坏账损失				5				
银行借款利息支出				5				√
银行手续费支出				5				√
汇兑损益				5				√
聘请中介机构费				5				√
缴纳税费				5				√
其他				5				√

三、成本核算的账务体系

现行制度规范了医院会计核算的科目，其中的费用类科目所汇集的费用支出是医院成本核算内容的主要依据。由于费用类科目的设置目标与医院成本核算目标存在一定的差异，因此，为满足成本核算的要求，医院应当设置独立的成本核算的账户体系。

（一）医院财务会计核算（费用支出核算）与成本核算的关系

1. 一致性

（1）初始数据的来源一致

费用支出核算与成本核算所依据的均是医院实际发生的会计事项，主要是医院实际发生的支出费用。财务会计对费用支出的归集是成本核算的初始数据的来源。

（2）结果信息的披露一致

财务会计最终提供的会计信息中包括成本信息，即以成本报表的形式披露。成本核算的最终结果是提供医院的全部成本信息。成本核算的结果是财务会计编制成本报表的直接依据。

因此，上述的一致性也表明相互之间的关联性。

2. 差异性

（1）口径范围的不同

会计核算中的费用支出核算范围宽，其中包含了不得计入成本的支出，主要有：为购置和建造固定资产、购入无形资产和其他资产的资本性支出；对外投资的支出；各种罚款、赞助和捐赠支出；有经费来源的科研教学等项目开支（科教等项目支出所形成的固定资产折旧、无形资产摊销除外）；在各类基金中列支的费用等。仅以会计核算的费用类科目的核算范围为限分析，其范围也比成本核算的范围大。

（2）费用归集路径的不同

会计核算中主要依据费用支出的用途进行归集，包括医疗业务支出、管理费用、财政补助项目支出、科教项目支出、其他支出等类别。成本核算主要依据成本核算对象进行归集，包括分别以科室、诊次、床日、服务项目、病种为成本核算对象进行归集，以计算出各成本核算对象的成本。

（二）费用类科目的核算内容与成本核算内容的对接

医院会计科目中的费用类科目包括"医疗业务成本""管理费用""其他支出""财政项目补助支出""科教项目支出"。这些科目的核算内容参见第七章的相关部分。从成本核算的目标出发，分析上述费用类科目的核算内容与成本核算内容的关系主要表现为以下几方面。

1. "医疗业务成本" "管理费用" 科目的核算内容是成本核算的核心内容

"医疗业务成本"核算医院开展医疗服务及其辅助活动发生的各项费用，也即构成成本核算中的医疗业务成本。"管理费用"账户核算医院行政及后勤管理部门为组织、管理医疗、科研、教学业务活动所发生的各项费用。在成本核算中，医疗业务成本加管理费用，构成医疗成本。从医院成本核算的范围分析，医疗成本是医院全成本的核心部分。因此，"医疗业务成本"与"管理费用"科目归集的成本费用是成本核算的核心内容。

2. "财政项目补助支出""科教项目支出"科目的部分核算内容是医院成本的构成内容

"财政项目补助支出"账户核算医院本期使用财政项目补助（包括当年取得的财政补助和以前年度结转或结余的财政补助）发生的支出。其中构建固定资产的支出形成固定资产的取得成本，对后期计提折旧的部分分期计入医疗全成本。获取无形资产的支出形成无形资产取得成本，对后期计提摊销的部分分期计入医疗全成本。

"科教项目支出"账户核算医院使用除财政补助收入以外的科研、教学项目收入开展科研、教学项目活动所发生的各项支出。其中构建固定资产的支出形成固定资产的取得成本，对后期计提折旧的部分分期计入医院全成本。获取无形资产的支出形成无形资产取得成本，对后期计提摊销的部分分期计入医院全成本。

因此，"财政项目补助支出""科教项目支出"科目中对构建固定资产、无形资产支出的汇集，尽管不得直接计入医院成本，却是后期折旧、摊销计量的基础，也是医院成本核算的基础。而"财政项目补助支出""科教项目支出"科目核算的其他的支出部分，不属于医院成本核算的内容。

3. "其他支出"科目的核算内容不属于成本核算的内容

"其他支出"账户核算医院本期发生的，无法归属到医疗业务成本、财政项目补助支出、科教项目支出、管理费用中的支出，包括培训支出，食堂提供服务发生的支出，出租固定资产的折旧费，营业税、城市维护建设税、教育费附加等税费，财产物资盘亏或毁损损失，捐赠支出，罚没支出等。上述支出不计入成本，期末直接转入"本期结余"，自其他收入中抵减，抵减后的结果计入医院结余。

（三）成本核算账户的设置

会计的费用类科目的设置是成本核算科目设置的基础，医院应根据成本核算的需要，合理设置成本核算账户体系，完成成本核算工作。以下提供医院成本核算科目设置的基本思路。

1. 依据医院的费用类科目设置成本核算与会计核算对接的成本核算初始科目

主要包括"医疗业务成本""管理费用""财政项目补助支出""科教项目支出"科目。这是会计核算与成本核算双方均须设置的科目。成本核算对上述科目的设置目的在于：保持会计核算与成本核算两方面的密切对接（上述科目可以被认为是对接的载体）；获取会计核算提供的对成本数据的初始汇集；作为进一步整理归集成本数据的基础。

（1）"医疗业务成本""管理费用"科目作为医疗业务成本、医疗成本的初始汇集。成本核算依据原始凭证及会计核算的"医疗业务成本""管理费用"账户信息，再做进一步的归集整理。

（2）"财政项目补助支出""科教项目支出"科目汇集所构建的固定资产与无形资产的支出。并以此为线索，自"待冲基金"科目的记录中跟踪获取此范围下的固定资产折旧与无形资产摊销的发生。

2. 依据成本核算对象与范围，设置成本核算核心科目

为满足成本核算的需要，医院应当以成本核算对象，分设成本核算的层级，设置成本核算的核心科目。

（1）区别成本核算对象的核算科目

包括科室成本、诊次成本、床日成本、服务项目成本、病种成本。如：设置"科室成本"科目，其下按照科室的类别分设行政管理、医辅科室、医技科室、临床科室二级科目，各类科室下再进一步按照具体科室设置三级科目等。

（2）区别成本核算范围的核算科目

包括医疗业务成本、医疗成本、医疗全成本、医院全成本等。如：设置"医疗业务成本"科目，其下按照各类科室、各个科室设置二级与三级科目等。

3. 依据成本项目与成本构成设置多栏式成本明细账（或成本计算单）

对成本核算的核心科目的明细账，还须进一步设置多栏式成本明细账（或成本计算单），反映成本的构成情况。

（1）分设成本项目的多栏式成本明细账。区别医疗业务成本、医疗成本、医疗全成本、医院全成本，各自的成本项目不同，应分别开设相应的明细账，反映成本的构成。

（2）分别直接成本、间接成本、全成本的多栏式成本明细账。主要针对科室成本核算，应分别针对直接成本、间接成本、全成本开设明细账，反映成本的构成。

核心科目设置中区别成本核算范围的核算科目的设置与使用，也可以通过设置多栏式成本明细账（或成本计算单）的形式完成。

4. 依据成本核算对原始数据采集的需要设置相应的备查簿

为满足成本核算的需要，对各类成本核算基础数据的采集工作量大，数据种类繁多，路径各异，为此可以采用备查簿的形式完成。因此，备查簿是成本核算账户体系的重要组成。

综上，我们认为，医院成本核算的账户体系由初始科目、核心科目、多栏式明细账、

备查簿构成。

四、成本核算基础数据采集的路径

收集原始数据是成本核算的初始。科学规范的数据收集的路径是保证数据完整、可靠的基础。成本核算的数据主要包括耗费数据、收入数据与服务量数据。

（一）耗费数据

1. 人员经费

应按支出明细项目、成本核算分期和权责发生制采集到担任相应角色的人员。其中，工资津贴、绩效工资按计提发放项目采集到个人；社会保障缴费按养老、医疗保险等项目采集到个人；住房公积金按实际发生数采集到个人。对在同一成本核算期间内服务于多个核算单元的多重角色人员，应根据其实际出勤情况将其人员经费分摊到相应的核算单元。

2. 卫生材料消耗

应根据重要性原则，建立二级库房卫生材料管理制度，分别按计价收费与非计价收费、可计量与不可计量、高值与低值、植入人体与非植入人体、门诊与住院、一次性使用与可循环使用等因素对卫生材料进行分类核算，优先选择个别计价法，按单品种卫生材料采购成本和二级库房实际用量归集各科室的卫生材料成本。

3. 药品消耗

以"临床开单、药房发药"信息为基础，分别按计价收费与非计价收费，眩西药、中成药与中草药，门诊用药与住院用药，医保病人与非医保病人等因素对药品进行分类核算，优先选择个别计价法采集各成本核算期间单品种药品的采购成本。

4. 固定资产折旧

医院应按规定的固定资产分类标准和折旧年限建立固定资产管理制度，按成本核算期间、固定资产类别和品种将固定资产折旧核算到每一个成本核算单元，房屋折旧按科室占用面积计算。

5. 无形资产摊销

对于无形资产摊销的数据，医院应按成本核算单元采集。

6. 提取医疗风险基金

对于提取医疗风险基金的数据，医院应按成本核算单位采集。

7. 其他费用

对于其他费用的数据，医院均按照权责发生制原则，从业务发生源头、按成本核算单元进行采集。

（二）收入数据

1. 医疗服务收入

按权责发生制原则，分别按门诊与住院、临床医生、护理与医技执行单元、医保病人与非医保病人、不同结算方式和医疗服务项目，采集医疗服务收入数据。

2. 卫生材料收入

按权责发生制原则，分别按门诊与住院、临床医生、护理与医技执行单元、医保病人与非医保病人及不同结算方式，采集计价收费的卫生材料收入。为使卫生材料收入与成本配比，医院应建立卫生材料收费项目与物料编码的对应关系，以便根据收益原则核销不同材料、不同病人（病种）、不同成本核算单元的卫生材料成本。

3. 药品收入

按权责发生制原则，分别按药品品种、门诊与住院、临床医生与药房、医保病人与非医保病人及不同结算方式采集药品收入数据。

（三）服务量数据

1. 对外服务计量

（1）门诊人次：按就诊日期、挂号类别（普通、专家）、医保类型、专科进行明细统计，启用医生工作站的医院应将工作量采集到医生。

（2）住院占用床日：按住院日期、病区、专科、责任医生、医保类型等进行明细采集。

（3）出院人次：按出院日期、病区、专科、医保类型等进行明细统计。

（4）处方量：按病人、专科、医生、门诊、住院、病区、药房、发药人员统计处方张数和处方记录。

（5）手术工作量：按手术日期、病人、专科（病区）、医生、手术参与人员等进行明细统计。

（6）大型医用设备检查工作量：按检查日期、专科（病区）、病人、设备编号、检查项目、技师等进行明细统计。

2. 外部服务计量

对用水、用电、用气、用氧、洗涤、保洁、维修等外部服务，按服务时间、服务对象（科室）、服务项目进行明细统计。

3. 内部服务计量

按提供服务的科室、接受服务的核算单元、服务日期、服务项目等进行明细统计。

五、成本核算的基本流程

根据成本核算的目标，成本费用发生的客观过程，支出费用类账户的设置、成本核算的综合实现框架，可以构建成本核算的基本流程。医院成本核算的主要流程是：各核算单元（核算科室）先进行医疗业务支出耗费归集，划分直接成本和间接成本。直接成本直接计入，间接成本分配计入，归集形成科室业务成本。再按照分项逐级分步结转的三级分摊方法，依次对行政后勤类科室耗费、医疗辅助类科室耗费、医疗技术类科室耗费进行结转，形成临床服务科室医疗成本。同时，根据核算需要，对财政项目补助支出形成的固定资产折旧和无形资产摊销、科教项目支出形成的固定资产折旧和无形资产摊销进行归集和分摊，分别形成临床服务医疗全成本、临床服务医院全成本，在此基础上，通过归集和分摊，计算项目成本、诊次和床日成本、病种成本等。

六、间接费用的分配

（一）间接费用分配的原则

间接成本及费用的分配应遵循以下几项原则：①受益原则：遵循"谁受益，谁承担"的原则，按受益的比例承担相应的成本与费用。②因果原则：以影响间接费用发生的重要因素，确定间接费用的分配。如，因卫生材料的消耗而获得了收入，两者之间存在因果关系，对卫生材料的分配中根据因果原则，可以选用卫生材料收入予以分配。③公平原则：成本与费用的分配要公平对待所涉及的各方。④承受能力原则：按成本对象（责任单元）的承受能力分配成本费用。

（二）间接费用的分配方法

1. 选择分配标准进行分摊

对于间接费用通常选择适当的分配标准，确定分配率，进而对待分配的费用实施分配。分配标准的适当程度对于分配结果至关重要。

$$分配率 = \frac{待分配的费用}{分配标准的总数} \times 100\%$$

某对象的分配额 = 该对象的分配标准数 × 分配率

按此思路，间接费用的分配可以因分配标准不同形成不同的方法，如人员比例法、业务收入法、资产占用法、服务量法等。

（1）人员比例法

按核算对象的人员所占比例分摊间接费用。此分摊方法存在一定的局限性。如设备价格高、资金占用量大、操作人员少的医技科室，各种分摊费用相对就低，但其收费定价比劳动密集的临床科室高得多。

（2）业务收入法

按核算对象的业务收入占业务总收入的比例分摊间接费用。这种摊销办法受政府定价政策的影响，可能会发生存在收支不匹配的问题。如政府制定的中医、妇、儿、基础医疗的医疗服务定价基本低于成本价，以影像、生化检查类收入弥补临床服务的亏损。

（3）资产占用法

按核算对象占用的资产（如设备）或房屋建筑面积比例分配间接费用。因同等的设备和房屋建筑面积所产生的经济效益是不同的，因此此方法可能会掩盖资产的规模效益。

（4）服务量法

按门诊人次及出院人次分配有关成本与费用，由于门诊与出院患者的费用差异较大，因此在计算时可把门诊人次换算为出院人次，即出院次均费用／门诊均次收费水平。

2.制定内部转移价格进行分配

对于医院内部各科室之间相互提供的各项服务，可以通过制定内部转移价格的办法，来合理计算各科室的收益或应负担成本费用。

总之，应当恰当地选择间接费用的分摊方法，以有利于促进医院设备利用率的提高；有利于促进劳动密集的科室提高其工作积极性；有利于科室成本真实性的充分体现；有利于绩效考核的合理实施等。

第三节　科室成本的核算

一、科室的类别

科室成本核算，是指将医院业务活动中所发生的各种耗费，按照科室分类，以医院最末级科室作为成本核算单元进行归集和分配，计算出科室成本的过程。

医院的成本核算部门应根据功能划分为四大类：临床服务类、医疗技术服务类、医疗辅助类、行政后勤类。

（一）临床服务类科室（以下简称临床科室）

临床服务类科室指直接为病人提供医疗服务，并能体现最终医疗结果、完整反映医疗成本的科室。包括门诊科室、住院科室等。临床服务类科室是医院的核心科室，科室成本核算最终要提供的是临床科室的全成本信息。

（二）医疗技术类（以下简称医技科室）

医疗技术类科室指为临床服务类科室及病人提供医疗技术服务的科室。包括放射、超声、血库、手术、麻醉、药事、实验室、临床营养科等科室。

（三）医疗辅助类科室（以下简称医辅科室）

医疗辅助类科室是服务于临床服务类和医疗技术类科室，为其提供动力、生产、加工、消毒等辅助服务的科室。包括消毒供应、病案、门诊挂号收费、住院结算等核算科室。

（四）行政后勤类科室

行政后勤类科室指除临床服务、医疗技术和医疗辅助科室之外的从事行政后勤业务工作的科室。包括行政、后勤、科教管理等科室。

以上科室各医院可根据本院的规模与管理需要设置。

二、科室成本核算的目标

根据医院成本核算的目标以及成本核算的实现框架，科室成本核算最终提供的成本信息包括：①提供各科室、各类科室包括直接成本、间接成本的全成本信息。②提供各科室、各类科室包括医疗业务成本、医疗成本、医疗全成本、医院全成本信息。③提供各临床科室的医疗业务成本、医疗成本、医疗全成本、医院全成本信息，在一定程度上可以说这是科室成本核算的最终目标。

三、科室成本的归集与分摊

科室成本的归集与分摊是科室成本核算的基本流程。科室成本的归集（包括归集与分配）是指科室为开展医疗服务活动发生的直接成本，直接或分配归属到耗用科室，形成各类科室的直接成本；间接成本按照一定的原则和分配标准分摊计算后计入科室成本。科室成本的分摊是在各科室成本核算的基础上，依据不同类型的科室在医疗服务活动中的功能，以及相互之间的关系实施的结转，最终计算临床科室的全成本。主要包括医辅类科室向医技类、医疗类科室的结转，医技类科室成本向医疗类科室成本的结转等。

（一）科室成本的归集与分配

科室成本的归集与分配是科室成本核算的基础。医疗成本的各成本项目的归集与分配的具体方法如下：

1. 人员经费

按核算科室对全院人员进行定位，将员工发生的各项工资福利性支出直接计入该核算科室的成本。

2. 药品费

按药品进价计入核算科室的药品成本。

3. 卫生材料费

按各核算科室消耗的材料费用直接计入其成本；领用而未消耗的材料，视同库存管理，不计入成本。其中，对成本影响较大的低值易耗品可分期计入成本。

4. 固定资产折旧

按会计核算方法计提固定资产折旧，不考虑预计净残值。其中，房屋类固定资产按核算科室的实际占用面积计提折旧；设备类固定资产按核算科室使用的固定资产计提折旧。

5. 无形资产摊销

医院无形资产应当自取得当月起，在预计使用年限内采用年限平均法分期平均摊销，按受益科室确认无形资产摊销费用。

6. 提取医疗风险基金

以临床、医技科室当期医疗收入的3‰计提。

7. 其他费用

（1）房屋、设备维修费

常规维修费用按科室（房屋、设备实际占用科室）实际发生数记录；设备维保费用按维保期间分期计入（符合大型修缮标准的固定资产维修支出增加固定资产原值，计提折旧）。

（2）水电费

按核算科室实际水、电用量计算确认费用；无实际计量的，可按照核算科室占用面积或收入等参数计算确认。

（3）办公费、印刷费

按实际发生的办公性费用直接计入或按领用记录计量计入。

（4）卫生材料以外其他低值易耗品

对成本影响较大的低值易耗品可分期计入成本。

（5）其他

按核算科室的实际消耗量直接或采用一定方法计算后计入费用。例如，物业管理费可以按照占用面积，洗涤、交通费用可以按照工作量，计算取得各核算科室的费用。

（二）科室成本的分摊

各类科室发生的间接成本应本着相关性、成本效益关系及重要性等原则，按照分项逐级分步结转的方法进行分摊，最终将所有成本转移到临床科室。

1. 分项分摊

分项分摊是指分别转出科室成本的成本项目逐项实施分摊转移。医疗业务成本的成本项目包括人员费用、卫生材料费、药品费、固定资产折旧费、无形资产摊销费、提取医疗风险基金、其他费用等。医院全成本的成本项目还包括：财政项目补助支出形成的固定资产折旧和无形资产摊销、科教项目支出形成的固定资产折旧和无形资产摊销。

2. 逐级分摊

一般采取三级分摊的方法。三级主要指分三层，即：行政后勤科室向医辅、医技、临床科室分摊；医辅向医技、临床科室分摊；医技向临床科室分摊。

（1）一级分摊

行政后勤类科室的费用分摊。将行政后勤类科室的费用按人员比例向临床科室、医技科室和医辅科室分摊，并实行分项结转。

核算科室（临床、医技、医辅科室）分摊的某项行政后勤类科室的费用

$$= \frac{该科室职工人数}{除行政后勤类外全院职工人数} \times 当期行政后勤科室各项总费用$$

（2）二级分摊

医辅科室成本分摊。将医辅科室成本向临床科室和医技科室分摊，并实行分项结转，分摊参数可采用收入比重、工作量比重、占用面积比重等。

第一种：按收入比重分摊（适用于门诊挂号收费、住院结算室等成本分摊）：

某临床科室（或医技科室）分摊的某医辅科室成本

$$= \frac{该科室医疗收入}{全院总医疗收入} \times 当期某医辅科室各项总成本$$

第二种：按工作量分摊（适用于门诊挂号收费、住院结算、洗衣、消毒、水、电、气

等保障部门，病案部门等成本分摊）：

某临床科室（或医技科室）分摊的某医辅科室成本

$$= \frac{\text{该科室消耗工作量（或医疗工作量）}}{\text{某医辅科室待分摊的工作总量}} \times \text{当期某医辅科室各项总成本}$$

第三种：按占用面积分摊：

某临床科室（或医技科室）分摊的某医辅科室成本

$$= \frac{\text{该科室实际占用建筑面积}}{\text{全院临床、医技科室建筑总面积}} \times \text{当期某医辅科室各项总成本}$$

（3）三级分摊

医技科室成本分摊。将医技科室成本向临床科室分摊，分摊参数采用收入比重，分摊后形成门诊、住院临床科室的成本。

某临床科室分摊的某医技科室成本

$$= \frac{\text{该临床科室确认的某医技科室收入（按开单科室归集）}}{\text{某医技科室总收入}} \times \text{当期医技科室各项总成本}$$

第四节 诊次与床日成本核算

一、诊次、床日成本核算的意义

诊次和床日成本核算，是以诊次、床日为核算对象，将科室成本进一步分摊到门急诊人次和住院床日，计算出诊次成本和床日成本的过程。

（1）细化核算对象，精细成本核算，加强成本管理。诊次和床日成本核算可以说是医院成本核算改革的最新成果。在长期以来科室成本核算还仅仅停留在不完全成本核算的背景下，现代医院会计制度提出了在建立健全科室全成本核算体系的基础上，实施临床科室的诊次和床日成本核算，这不能不说是精细成本核算的重大改革。显然，这一改革目标的实现，对加强成本核算意义重大。

（2）提供多口径临床科室诊次、床日成本信息，为科学测定医疗收费标准提供依据。各类成本信息均为医疗收费的测算提供了重要的依据，建立在精细化成本核算基础上的成本信息，对于收费标准的科学制定，其作用更为重要。

二、诊次、床日成本核算的基本程序

（一）以临床科室成本为基础计算诊次成本、床日成本

实务中，诊次成本、床日成本均是针对临床科室而言的，是以临床科室成本为基础，再依据诊次、床日数量，进一步计算出诊次成本、床日成本。

根据所依据临床科室的范围不同，诊次与床日成本的计算分为个别临床科室的诊次成本、床日成本，以及全院临床科室平均临床诊次、床日成本两类。

（二）某临床科室的诊次、床日成本的计算

（1）某临床科室住院总成本 $= \dfrac{某临床科室门诊总成本}{该科室门急诊总人次}$

（2）某临床科室实际占用床日成本 $= \dfrac{某临床科室住院总成本}{该科室住院病人实际占用总床日数}$

（三）全院临床诊次、床日成本的计算

（1）全院平均诊次成本 $= \dfrac{\sum 临床科室门诊成本}{全院门急诊总人次}$

（2）全院平均实际占用床日成本 $= \dfrac{\sum 临床科室住院成本}{全院住院病人实际占用总床日数}$

三、不同口径的诊次、床日成本的构成

医院成本按核算范围的不同分为医疗业务成本、医疗成本、医疗全成本、医院全成本等层次。表5-3以某科室为例列示各口径的诊次成本与床日成本。

表 5-3　呼吸内科诊次床日成本表

成本项目	人员经费			卫生材料费			药品费			固定资产折旧费			无形资产摊销费			提取医疗风险基金			其他费用			合计		
	直接成本	间接成本	小计	直接成本	间接成本	小计	直接成本	间接成本	小计	直接成本	间接成本	小计	直接成本	间接成本	小计	直接成本	间接成本	小计	直接成本	间接成本	小计	直接成本	间接成本	小计
医疗业务成本																								
诊次成本																								
床日成本																								
医疗成本																								

续表 5–3

成本项目	人员经费			卫生材料费			药品费			固定资产折旧费			无形资产摊销费			提取医疗风险基金			其他费用			合计		
	直接成本	间接成本	小计	直接成本	间接成本	小计	直接成本	间接成本	小计	直接成本	间接成本	小计	直接成本	间接成本	小计	直接成本	间接成本	小计	直接成本	间接成本	小计	直接成本	间接成本	小计
诊次成本																								
床日成本																								
医疗全成本																								
诊次成本																								
床日成本																								
医院全成本																								
诊次成本																								
床日成本																								

第五节　医疗服务项目成本核算

一、医疗服务项目成本核算的意义

医疗服务项目成本核算，是指以临床服务类、医疗技术类及医疗辅助类科室开展的医疗服务项目为对象，归集和分配各项支出，计算各项目单位成本的过程。医疗服务项目成本核算提供的成本信息是推进医疗卫生体制改革的重要基础。

（1）通过项目成本核算提供真实的项目成本信息，为政府部门对医疗服务项目定价提供依据，以优化医院的收支结构。项目成本核算能够提供服务项目的真实成本资料，有利于分析服务项目的成本与价格的关系，合理制定价格，合理地补偿医院服务项目消耗。

（2）通过项目成本核算提供可靠的项目成本信息，为医疗保险部门对医院发生费用的结算提供支持。项目成本核算需要服务于医疗保险制度，在医疗保险部门对医院发生费用结算时起着重要的作用。

（3）通过项目成本核算提供完整的项目成本信息，为同一医疗服务项目在不同部门或不同医院之间的成本分析提供依据。通过差异分析，对于提高运营管理、优化资源配置具有重要的作用。

二、医疗服务项目成本核算的基本程序

（一）不同医疗服务项目下的成本核算基础

医院的医疗服务项目繁多，如治疗类中的骨髓穿刺术、骨髓活检术、骨折闭合复位经皮穿刺（钉）内固定术、骨折闭合复位经皮穿刺（钉）内固定术（四肢长骨干、近关节）、骨折夹板外固定术、骨折经皮钳夹复位术、骨折撬拨复位术等。基于完成的科室看，有的由单一科室完成，有的由多个科室共同完成。因此，上述两类服务项目的成本核算基础是不同的。

（1）单一科室完成的服务项目。其核算基础是该科室的全成本数据。分离出应当由该服务项目承担的成本，以计算该服务项目的成本。

（2）多个科室完成的服务项目。其核算基础是完成该服务项目的多个科室的全成本数据。分离出应当由该服务项目承担的成本，以计算该服务项目的成本。

以下介绍单一科室完成的服务项目成本。

（二）单一科室完成的服务项目成本的核算程序

（1）以二级分摊后的成本数据为基础：以上述二级分摊后（即医辅科室成本已分别分摊到医技、临床科室）的结果为基础。

（2）分摊流程：在科室成本核算的基础上，将临床科室、医技科室的医疗成本向其提供的医疗服务项目进行归集和分摊。

（3）比例分配法为主要分摊方法。

将临床科室、医技科室的医疗成本向其提供的医疗服务项目进行分摊时，一般选用比例分摊。分摊参数优先采用项目收入比、工作量等。计算公式如下：

临床科室（或医技科室）某医疗服务项目总成本

$$= \frac{该项目医疗收入}{（科室医疗总收入-单独收费卫生材料收入-药品收入）}$$

$$\times （二级分摊后的科室总成本-药品成本-卫生材料成本）$$

$$某科室医疗服务项目单位成本 = \frac{该项目总成本}{该项目工作量}$$

三、医疗服务项目成本核算的几种方法

上述方法是建立在传统意义的全成本法的基础上的,也是医院采用较多的。除此之外,基于不同的管理目标,还会有其他方法的选用。

(一)作业成本法

有条件的医院,可以在科室成本核算的基础上,以"服务项目消耗作业,作业消耗资源"为指导思想,依据医院的医疗业务流程和财务数据,引入作业成本法,归集项目直接费用,以成本动因作为间接费用的分配依据,采用各自不同的分配标准,追踪资源消耗过程,分配计算项目间接成本,对医院开展的医疗服务项目进行核算,提高成本的可归属性和成本信息的客观性。

某医疗项目的单位成本 = 直接成本 + Σ成本动因成本

(二)变动成本法

前述医院的成本按其形态不同可以分为变动成本与固定成本,在医疗服务项目成本的核算中,只核算其变动成本,对于固定成本与项目成本不发生直接的关系,而是直接计入当期的支出。该方法对于考核项目自身的消耗与绩效、分析资源的配置与使用效果有重要的作用,而且核算工作较为简化。由于固定成本与变动成本的划分存在一定的主观性,因而会影响核算结果的可靠性。

第六节　病种成本核算

一、病种成本核算的意义

病种成本核算,是指以病种为核算对象,按一定流程和方法归集相关费用,计算病种成本的过程。其成本包括患者从诊断入院到按治疗标准出院所发生的各项费用支出。病种成本核算是医院成本核算细化的要求,也是加强医院收费管理的重要基础。

(1)病种成本信息为政府制定单病种服务收费价格提供科学依据。医院补偿机制改革的重要内容是收费政策的制定与完善,真实、完整的单病种成本信息是政策制定的重要依据。通过成本与价格的对比分析,佐证价格制定的科学性,评析医院消耗补偿的合理性。

(2)病种成本信息为提高医院资源有效利用提供依据。医院内部同一病种不同时期的成本比较,同一病种不同医院的成本比较,有助于分析该病种治疗成本的变动,从而发掘医院资源管理中的问题,分析看病贵的部分原因,为不断降低治疗成本提供依据。

（3）病种成本信息为规范监管医疗活动提供依据。单病种成本信息是从财务成本角度对该项医疗活动的反映，也是对医疗活动实施监督的重要财务数据基础。

（4）病种成本核算的实施是深化医院成本核算的重要举措。病种成本核算对医院管理基础提出了更高的要求，通过病种成本核算的实现，将有效地提升医院管理工作的水平。

二、核算程序与方法

（一）基本思路

1. 成本构成

病种成本核算法是将治疗某一病种所耗费的医疗项目成本、药品成本及单独收费材料成本进行叠加。即：

病种成本 = 医疗项目成本 + 药品成本 + 单独收费材料成本

2. 医疗项目成本是病种成本的重要组成

开展病种成本核算的医院必须是同时开展医疗项目成本核算，依据医疗服务项目成本，计算病种治疗中所耗费的项目成本。

3. 科室成本是病种成本核算的基础

科室成本是项目成本的基础，项目成本又是病种成本的组成部分，因此，科室成本是病种成本核算的基础。

（二）核算流程

（1）确定具体的成本核算对象——病种，明确其临床路径（治疗的路径），即成本汇集的路径。

（2）根据临床路径，确定实施的（消耗的）临床服务项目，计算应承担的服务项目的成本。

（3）将临床路径中的各项服务项目成本累加，获得病种成本中的服务项目成本。

（4）归集临床路径中消耗的药品成本与单独收费材料成本。

（5）汇总计算该病种的全部成本。

（三）主要核算方法

1. 历史成本法

即通过较大样本的病例回顾性调查，以调查资料为依据，计算服务项目成本，同时将间接成本按一定的分摊系数分配到病种医疗成本中，最后归集为病种成本。其计算公式如下：

某病种总成本 = Σ（该病种出院病人核算期间内各医疗服务项目工作量 × 各该项目单位成本 + 药品成本 + 单独收费材料成本）

$$某病种单位成本 = \frac{该病种总成本}{该病种出院病人总例数}$$

以上医疗服务项目工作量可以从收费系统取得，各项目单位成本可以项目成本核算结果为准。

2. 标准成本法

即对每个病种按病例分型制订规范化的诊疗方案，再根据该病种临床路径所需医疗服务项目的标准成本核算病种成本。

某病种标准成本 = Σ（临床路径下该病种各医疗服务项目工作量 × 该项目单位成本）+ Σ 药品成本 + Σ 单独收费材料成本

以上项目工作量可从主管部门确定的病种临床路径所包含的项目计算取得，各项目单位成本可以项目成本核算结果为准。

有条件的医院可在临床路径规范、治疗效果明确的常见病和多发病领域开展病种成本核算，以循证医学证据和指南为指导来促进治疗组织和疾病管理的方法，最终起到规范医疗行为，减少变异，降低成本，提高质量的作用。

第六章　医院财务的精细化管理应用

第一节　医院财务预算精细化管理

医院推行全面预算管理，既是医改政策的要求，也是近年来行业竞争发展的要求。全面预算管理已成为控制医院发展的重要手段，同时也为医院绩效考评提供了重要依据。

一、推行预算管理的意义

财政部和卫生健康委在医院财务制度中明确指出：医院要实行全面预算管理，建立健全预算管理制度，包括预算编制、审批、执行、调整、决算、分析和考核等制度。这意味着，过去企业的全面预算管理方法已经不是企业所特有的管理方法，它将逐渐应用到医院管理中来，预算管理体系作为一种较为成熟的企业内部控制方法，应用在当下的医院管理中，实现对医院业务流、信息流的整合，对医院规划战略目标、控制日常活动、分散经营风险以及优化资源配置具有重大意义。

二、预算管理的概念和作用

（一）预算管理的概念

预算管理是基于组织实施的一种综合管理手段，是组织围绕预算而开展的一系列管理活动，是利用预算对组织内部各部门、各单位的各种财务及非财务资源进行分配、考核、控制，以便有效地组织和协调各项运营活动，完成既定运营目标的一种管理活动。预算管理涵盖预算编制、预算执行、预算监控、预算信息反馈、预算考评等一系列内部管理活动，是涉及全方位、全过程和全员的一种综合性管理系统，具有全面的控制力和约束力。

（二）预算管理的作用

1. 促进内部和谐统一

全面预算管理的过程就是将医院的总目标分解、落实到各部门和科室的过程，各部门科室负责人得以通过正式的渠道在医院内部进行沟通，统筹协调各部门的目标和活动，促进医院的内部和谐统一，提高整体工作效率。

2. 确保总体目标实现

全面预算管理促使医院领导既关注当前效益，又重视远期效益，及时预测医疗市场的变化趋势，判断医疗需求，使医院的目标及政策以数量化、系统化的编制出现，合理合法地组织收入，科学合理地安排支出。通过对资源配置做出规划，将有限的资源围绕业务发展有目的、有计划地进行投放，用以指导日常的经营管理活动，提高资源利用率，使影响目标实现的各种因素都发挥出最大潜能，成为医院总体目标实现的坚实基础。

3. 有效降低经营风险

通过全面预算管理，完善财务风险预警体系，提高有效资产的规模、结构以及使用效益、盈利能力，降低医院成本，深化成本核算，实现降低医院经营风险的目的。同时，它还可通过全过程的控制循环充分调动员工的积极性、创造性和责任感，将财务控制变为一种科学的、人性化的自律机制。

4. 全面提升管理水平

全面预算管理的编制和管理过程是一个发现问题、解决问题，提高经营管理水平，实现目标的过程。医院在实施全面预算管理时，许多潜在的、曾被忽视的问题提前摆在眼前，通过定期对各部门、科室的工作进行考核评价，扩充可行性分析的范围，及时优化工作流程，合理配置医疗资源，把问题解决在萌芽中，有效提升经营管理水平。

三、预算管理结构和制度

组建一套完整的全面预算管理组织体系，可以在医院现有机构的基础上，赋予不同部门相应的预算管理权限，具体可将全面预算各项职能赋予相应的主体，使医院更高效地完成全面预算工作。

医院预算管理组织机构包括职代会、预算管理委员会、归口管理部门及预算责任主体四个层次。

（一）职代会职责

（1）审议上年度预算执行情况的报告。

（2）审议单位本年度预算方案。

（3）监督检查预算执行情况。

（二）预算管理委员会职责

（1）制定年度预算总体目标，制定并分解各项年度预算指标，启动全面预算编制工作。

（2）审批有关预算管理的政策、规定、制度等相关文件，并负责制度落实、检查、分析和考核工作。

（3）审查总预算方案及预算调整方案，并提出修订意见。

（4）将预算方案提交职工代表大会审议、批准，并下达正式预算。

（5）通过计划、组织、控制和协调医疗机构各项资源，合理制定预算目标任务。

（三）归口管理部门职责

（1）负责全院各部门具体费用开支的审核工作。

（2）负责全院费用预算的审核汇总及上报。

（3）对预算不足或超支的费用，由开支部门报送申请审核后及时向预算委员会做出调整申请。

（4）对季度、年度预算执行情况分析具体原因，并对下年度预算编制做好依据。

（四）预算责任主体职责

在规定时间内以统一的编制口径、报表格式和编制规范，向业务主管部门报送预算、决算报告。

四、预算归口管理

从目前情况看，医院中仍存在各部门的工作职责划分不明确，同一任务由几个部门共同完成，即对于同一费用开支项目，许多部门都会涉及，执行时没有统一标准，会造成互相推诿甚至相互攀比、资金浪费等现象。实施归口管理后，就能更好地、合理地利用资源，提高医院管理执行力，降低医院各项成本。

（一）医院归口管理概念

医院归口管理，指规定医院内部某些职能部门负责与某项支出相关的审核汇总工作。归口管理是为了更好、更合理地使用这些资源，在医院内部达到资源优化配置，并努力实现规模效益，降低医院的管理成本。

（二）医院归口管理内容

归口管理科室对所管辖范围的费用实行统一管理，并负责监督费用开支的规范性、合理性，费用由各预算科室承担。具体包括人员经费、卫生材料费、药品费、水费、电费、物业管理费、公务接待费等。表6-1是某医院部分归口管理科室及内容情况。

表 6-1　某医院部分归口管理科室及内容一览表

预算科目	归口科室
人员经费	人力资源部
卫生材料费	医学工程部
药品费	药剂科
办公费	办公室
印刷费	总务处
水费	总务处
电费	总务处
因公出国（境）费	办公室
专用设备维修费	医学工程部
房屋建筑物维修费	基建处
网络信息系统运行维护费	计算机中心
其他维修费	总务处
会议费	科研教学处
培训费	科研教学处
公务接待费	办公室
其他材料费	总务处
专用燃料费	总务处
委托业务费	医务处
其他公务用车运行维护费	办公室

（三）医院归口管理方法

（1）归口管理部门统筹安排归口费用的预算，预算科室编制年度预算报表时，按照归口管理部门公布的相关标准或分配预算科室额度编制，并报归口管理部门审核，同时将审核通过的纸质归口费用预算表作为附件上报预算管理办公室。

（2）各预算科室须调整归口费用预算时，须报归口管理部门审核并书面报告调整原因。

（3）各科室费用列支时，须由相关费用归口科室负责人审核同意后，再通过财务报销手续进行报销。

五、预算管理基本内容

（一）预算编制

1. 预算编制的原则

收支平衡原则：不编赤字预算，坚持量入为出、勤俭节约原则。

编制全年预算统筹兼顾原则：在确保医院正常运转的基础上，集中财务保障重点支出，合理安排好资金使用。

综合预算原则：将医院各类收入整体纳入预算，合理安排各类预算支出的需求。

定员定额原则：各部门的日常公务经费坚持按定员定额的原则安排预算需求，日常办公总务耗材费用按定额管理办法安排预算需求。

零基预算原则：医院上年安排给各部门的预算经费，下一年度不予结转。各部门归口管理费用支出不许在去年费用总额上简单加减。

细化预算原则：各部门申报的预算需求数据，必须要有详细的分解说明，尤其是项目支出预算，更要有明细的项目支出预算说明。

2. 预算编制的基本要求

（1）全面分析上年度预算执行情况。通过分析、研究上年度及以前年度的预算与执行情况，掌握本期收支和业务规律的变化情况，总结经验，吸取教训，预测预算年度的收支增减趋势，为编制年度预算奠定基础。

（2）准确掌握相关基础数据。通过核实单位人员、资产、业务量等基础数据，如在职和离退休职工人数、门（急）诊人次、床位编制和实有病床数，计划年度政策性增支因素的标准或定额等，提高预算编制质量。

（3）正确测算各种因素对收支的影响。一是分析测算预算年度内国家有关政策对医疗机构收支的影响，如医疗保险制度改革、实施区域卫生规划、发展社区卫生、增设收费项目、提高收费标准对收入的影响，增加工资补贴对支出的影响等。二是分析医院事业发展计划对医疗机构收支的要求，如新增病床、新进大型医疗设备和计划进行的大型修缮、锅炉改造等对资金的需求和对收入的影响等。

3. 预算编制的内容

收入预算：根据年度预计门诊人次、住院床日、出入院病人数等工作指标编制业务收入预算，由医务处负责提供工作量数据，计划财务处组织编制。

支出预算：根据归口管理办法，由各职能科室根据下年工作开展情况汇总编制，如卫生材料费、药品费由于与收入的增长呈正相关，预算数可以由归口科室根据预算年度医疗收入及占比来确定，专用设备维修费预算可以根据医院大型设备的维保合同及新旧程度来进行预估。

专项支出预算：年度新增的医疗仪器设备购置项目、办公设备及家具购置项目、计算机网络设备购置项目由各业务支出科室（部门）编制，分别经医学工程部、总务处、计算机中心审核后汇总编报，年度新增的基本建设项目及大型房屋修缮、改造项目经基建处审核后汇总编报。大型会议由各科室（部门）根据年度工作计划逐项向办公室编报。

4. 预算编制的程序

（1）由预算管理委员会制定医院年度预算总目标，并将总目标分解为各科室预算目标。

（2）由预算管理办公室分析历史年度情况下达预算量化指标。

（3）各预算管理部门根据所管辖业务预算编制支出预算数据，各业务科室参考历史执行情况编制收入预算数据。

（4）由预算管理办公室汇总预算指标数，对各科室和职能部门预算草案进行质询和建议，并提交预算管理委员会审核。

（5）预算管理委员会审核通过年度预算方案。

（6）由预算管理办公室分别向职能科室和业务科室下达年度费用支出及业务收入预算指标数。

（二）预算审批

（1）医院编制的预算应由预算管理委员会讨论通过后，才能报送审批。

（2）重大项目必须经过单位组织的可行性分析论程序，由领导集体决策或职工代表大会通过。

（3）职工代表大会应在每年年初审议计划财务处关于上年度预算执行情况的报告，审议单位本年度预算方案、事业发展规划等；监督检查预算的执行情况。

（4）由计划财务处按照预算申报规定程序上报预算管理委员会进行审批。

（5）若需要对审批后的预算进行调整，应将预算调整方案按规定权限逐级上报审批。

（6）审计监察部门有权对预算的真实性、合法性和可靠性进行监督。

（三）预算执行

1. 预算执行的原则

（1）年度预算指标下达后，归口管理部门应严格遵守预算，不准突破预算指标，特殊情况须调整的，须遵照相应的预算调整程序后方可调整预算；调整预算未经批准，不得执行。

（2）归口管理部门负责人对本部门的预算执行负责，根据年度实际工作需要，本着节约原则安排和使用预算资金，严格执行财务支出审批制度和程序，积极配合预算执行的监督和检查。

2.预算执行的程序

（1）计划财务处将年度预算按类别和用途下达至归口管理部门。

（2）各归口管理部门严格按计划进度执行预算。

（3）计划财务处负责监督、落实预算的执行情况，定期汇报财务预算执行情况。

（四）预算调整

预算调整是指预算执行过程中由于政策变动、临时事项的发生和预算差异分析等原因，需要对后期的预算数据、支出范围及内容进行调整或增减，以提高预算的可操作性，合理配置资源。

1.预算调整的原则

年度预算指标下达以后，应严格遵守预算，不准突破预算指标，需要调整的预算须按规定程序报批。

2.预算调整的程序

预算调整需要经过申请、审议、批准等程序。首先应由预算执行部门提出书面预算调整申请，说明理由及调整方案，计划财务处根据预算执行情况提供调整前后的预算指标对比计划，财务处负责人对提出的预算调整申请进行审核，并提出审核意见后，再按照预算审批管理办法进行审批。

（五）预算分析

（1）按归口部门费用进行分类统计，分析各归口部门预算完成情况。

（2）充分考虑：影响支出的各种因素，对预算执行数与预算目标数之间的差额进行比较，并分析原因。

（3）将当期预算执行数与上年同期预算执行数相比较，并与年初预算、预算批复进行对比分析，找出产生差额的原因。

（4）定期检查分析财务预算执行情况并形成书面报告。

（六）预算考核

通过预算考核，全面总结评价各部门预算的编制是否及时准确，执行是否合理、准确、科学，调整是否合规等内容，以提高资金使用效益，医院将预算执行率和成本控制率纳入年度职能科室财务收益部分的考核中。

六、全面预算管理与信息化管理

依托信息化平台，医院预算管理系统，以医疗企业事业发展计划为基础，围绕医院战略目标，面向基层责任单元，帮助医院进行全面、科学、精细、灵活的预算管理。从管理内容上看，涵盖了事业计划、收支预算、项目预算、采购预算、资金预算等业务项目；从管理角度上看，实现对预算的编制、执行、监控、分析、反馈、决策等环节的全面控制。

（一）信息化软件简要介绍

医院预算管理系统和其他模块实现数据共享，帮助医院加强各项支出的事前控制、事中监控、事后分析，充分体现了预算管理在医院经济管理中的主线地位。

（二）预算编制模块

1. 收入预算

根据计划类的模板设置，按照事业计划指标，做出各科室的计划指标值后即可录入。

2. 支出预算

以预算科目为纽带，通过设置职能科室、业务科室的对应关系，之后由业务科室预算生成职能科室年度支出预算。

（三）预算执行

整合执行数据应在预算编制完成后，执行数据获取的频率越高，越能提高企业管理预算并使预算适应变化的能力；利用软件，可以将现有财务、业务系统的执行数据整合到预算系统，并在预算执行、预算分析等模块进行查询和图形化展示。

（四）预算控制：资金支出控制子模块

财务管理是医院经营管理的核心，而资金管理是财务管理的核心，如何使全面预算管理落到实处，资金支出控制工具起到了重要的作用。

此模块是预算管理的子模块，可以对报销、付款等关键控制点进行预算控制。

（五）预算分析：整合分析和报告

整合了预算编制和预算执行数据，有提供了更为直观和简化的方式以供获取和查询数据。

信息技术的应用将医院推上了信息化管理的轨道，应用现代信息技术，以数据的信息化实现医院预算管理的科学化，并规范流程，是未来医院全面预算管理发展的方向。

医院全面预算管理是加强医院经济管理和宏观调控的有力工具，是年度经济活动的大纲和经济工作目标，是医院对各部门年度经济工作的考评依据，是医院经济管理逐步实现科学决策的基础，是医院统一经济管理，杜绝资产流失、浪费，舞弊行为的有力措施。全面预算管理不可能一蹴而就，须经过几年甚至更长时间地积累，不断予以改进。

第二节　医院财务报销精细化管理

一、财务报销的概念和内容

财务报销主要是指医院支出费用的报销，即指医院在开展医疗服务及其他活动过程中发生的资产、资金耗费和损失等的报销。

医院支出按功能分类包括医疗业务成本、管理费用、财政项目补助支出、科教项目支出和其他支出。支出费用的报销涵盖了人员经费、日常费用、采购库存物资、购建固定资产和无形资产、修缮费和大型设备维修、基建工程和零星工程、按比例提取的专项基金以及财政专项资金和科教专项资金等。

（一）医疗业务成本

医疗业务成本是指医院在开展医疗服务及其辅助活动过程中发生的支出，包括人员经费、耗用的药品及卫生材料支出、计提的固定资产折旧、无形资产摊销、提取医疗风险基金和其他费用，不包括财政补助收入和科教项目收入形成的固定资产折旧和无形资产摊销。

（二）管理费用

管理费用是指医院行政及后勤管理部门为组织、管理医疗和科研、教学业务活动所发生的各项费用，包括医院行政及后勤管理部门发生的人员经费、耗用的材料成本、计提的固定资产折旧、无形资产费用，以及医院统一负担的离退休经费、坏账损失、税费、利息支出和其他公用经费，不包括计入科教项目、基本建设项目支出的管理费用。

（三）财政项目补助支出和科教项目支出

财政项目补助支出是指医院利用财政项目补助收入安排的支出（实际发生额全部计入当期支出）。

科教项目支出是指医院利用科教项目收入开展科研、教学活动所发生的支出。

（四）其他支出

其他支出是指医院上述项目以外的支出，包括出租固定资产的折旧及维修费、食堂支出、罚没支出、捐赠支出、财产物资盘亏和毁损损失等。

二、财务报销和预算、资金的关系

财务报销和财务预算密不可分，预算是财务管理的纵贯线，贯穿了财务管理全过程。预算根据支出分类实行归口管理，继而又具体分为费用预算和项目预算。财务报销是根据预算的费用归口部门实行分级审批，从填制报销单到财务预算员检查报销费用是否在预算内，再到归口部门审批，都始终离不开预算这条线，可以说财务报销是财务预算的具体执行者。

三、医院财务报销管理创新

（一）坚持支出管理原则

医院支出管理实行统一领导、集中管理。坚持量入为出、各项支出按照归口管理的原则，由各归口管理部门分级审批、财务部门统一安排，严格按照国家法律法规和财务制度执行。财务部门也相应建立健全各项支出费用的报销细则和内控制度，划清支出界限。对于专项支出和大型项目专项资金，制定并实施专项资金管理制度，确保专款专用。

（二）增设财务审核机制和专项业务专人负责制度

财务部门改革财务报销审核程序，强化事前审核，日常费用、人员经费、药品耗材、固定资产、维修维保、工程项目等主要资金流出都必须经过两个会计人员审核签字后再付款，出纳付款后还需要二次复核再下账，最后还有一道审核，检查原始凭证的完整性，为医院资金的安全支付加上了三道保险。同时，根据归口管理办法，按支出经济分类由专人负责报销，从报销流程开始到结束全线跟踪。

对于大型基建工程项目、专项资金，财务部门安排专人另设辅助账套对其进行监管，对施工情况、进度和收支进行专项管理，建立专门的报销制度，出纳付款时见到专人审核签字，同时相关部门也指派专人到财务报销，便于医院对此类支出管理的一贯性和统一性。

（三）建立归口部门负责人审批制度和分级审批制度

医院建立比较完整的预算管理体系，财务部门据此进一步优化财务报销流程。根据归口管理办法，对于预算内的费用报销经归口部门负责人和分管院长审批后即可付款，简化了报销流程，提高了办事效率，同时也提高了归口部门对费用的管控力度，更好地发挥财务的监督职能。

（四）大额资金申报制度

大额度资金的界定：10万元（含）以上资金。各归口部门每月底安排下月的大额资金支付计划，财务部门专人收集并安排资金，确保预算内、有支付计划的大额资金能够按时到位，每季度根据大额资金实际支付情况做出分析，并反馈给各归口部门，对于未报送计划的，将不予报销；报送计划但未能及时办理手续造成资金浪费的，将纳入年终考核。

四、财务报销制度和流程

（一）人员经费

人员经费是指用于职工工资薪酬福利方面的支出，具体包括基本工资、奖金、其他工资、职工福利费、社会保障费、公积金等。

根据归口管理的原则，人员经费的报销须报人力资源部审批，各项人员经费开支均要符合医院相关管理制度规定的标准和范围，并按财务报销审批程序分级审批基本工资、各项基本津贴补贴和其他福利性薪酬，按人力资源部制定的标准范围定期发放；奖金、加班费等绩效性薪酬按医院相关政策核算后定期发放；逢年过节以及特殊情况的单项人员经费须提交院领导办公会（党政联席会议）（以下简称院办会），制定出发放范围和标准，经院办会通过、院长审批后发放。

预算内的人员经费由报销科室在报销系统内成功申报后，经财务部门预算专员确认，人力资源部审核后，按财务报销审批程序分级审批。预算外的人员经费除了以上审批程序外还需要提交院办会，由院长审批。

1. 人员经费报销所需的材料

①人员经费发放汇总表和花名册；②预算外的人员经费须提交申请报告和院办会通知；③审批权限范围的签字；④其他需要的材料。

2. 人员经费报销流程

人员经费报销流程如图 6-1 所示：

（二）日常费用

日常费用是指医院日常业务活动中的经常性支出，具体包括办公费、差旅费、培训费、物业管理费、车辆维修费、材料费、药品费、折旧费等。

根据归口管理的原则，日常费用的报销须由各归口部门负责审批，报销的费用均要符合医院相关管理制度规定的标准和范围，并按照财务报销审批程序分级审批。

预算内的日常费用由报销科室在报销系统内成功申报后，经财务部门预算专员确认，相应的归口部门审核后，报分管院长审批。预算外的日常费用除了以上审批程序外，还需要提交院领导办公会（党政联席会议）（下面简称为院办会），由院长审批。

1. 日常费用报销所需的材料

①原始发票；②预算外的日常费用须提交申请报告和院办会通知；③审批权限范围的

签字；④在《合同管理制度》要求范围内须要签订合同的，需提交合同原件；⑤其他需要的材料。

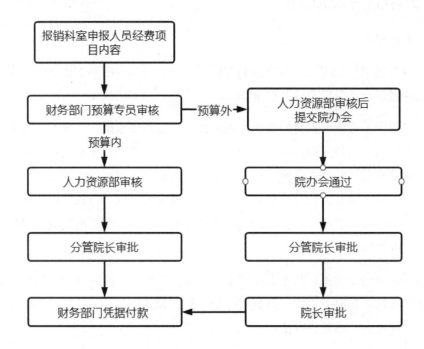

图 6-1　人员经费报销流程

2. 日常费用报销流程：

日常费用报销流程如图 6-2 所示：

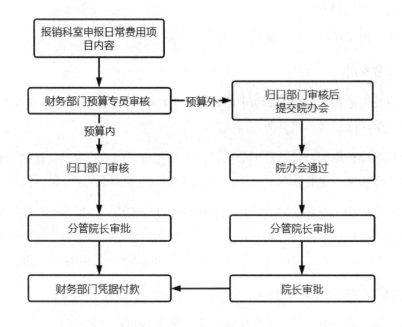

图 6-2　日常费用报销流程

（三）科研教学专项费用

科研教学专项费用是指医院开展科研和教学活动中发生的专项费用，具体包括人才培养、科学研究、学术交流、购置科研教学活动的设备以及其他科研教学相关的支出。

根据归口管理的原则，科研教学专项费用的报销须由科学教研处负责审批，报销的费用均要符合医院相关管理制度规定的标准和范围，并按照财务报销审批程序分级审批。

科研教学专项费用属于专款专用，预算最高限额为项目经费和医院配套总和报销科室在报销系统内申报后，经财务部门预算专员确认，科学教研处审核后，报分管院长审批。根据管理制度，审核通过的科研教学专项费用还应在科研教学专项经费本登记，并由该项目负责人和科研教学处签字确认。

1. 科研教学专项费用报销所需要的材料

①原始发票；②邀请专家授课，需要提供申请报告、专家名单及授课费明细、专家授课签到本；③审批权限范围的签字；④科研教学专项经费本；⑤购置科研教学活动的设备需经过招标、签订合同⑥其他需要的材料。

2. 科研教学专项费用报销流程

科研教学专项费用报销流程如图 6-3 所示。

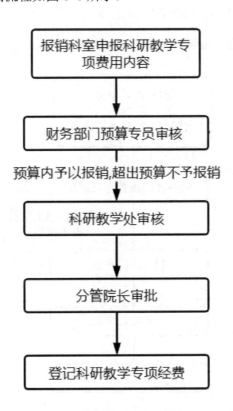

图 6-3　科研教学专项费用报销流程

（四）零星基建项目和大型设备维修

零星基建项目是指规模达不到构建固定资产标准，但是又达到了一定金额，需要进行招标比价、审计结算的小型工程项目。

大型设备维修是指大型专用设备或通用设备组专门维修或者维保，通常维修金额较大，须要进行招标比价，签订一定期限的合同。

根据归口管理的原则，零星基建项目和大型设备维修由各归口部门负责审批。因零星基建项目和大型设备维修通常金额较大而且具有可预见性，原则上必须是预算内才可报销，并按照财务报销审批程序分级审批。

零星基建项目和大型设备维修在立项后，要通过招标或比价确定施工单位和维修单位，签订书面合同。零星基建项目在付款时需要归口部门在工程进度单上确认签字，完工结算时需要附审计报告。大型设备维修一次性付款或者是按合同分期付款，需要归口部门和设备使用部门负责人签字确认维修情况。

1. 零星基建项目和大型设备维修报销所需要的材料

①原始发票；②招标文件、定价依据、合同的原件；③工程进度单；④完工结算时需要提交审计报告；⑤维修情况确认单或签字；⑥审批权限范围的签字；⑦其他需要的材料。

2. 零星基建项目和大型设备维修报销流程

零星基建项目和大型设备维修报销流程如图 6-4 所示：

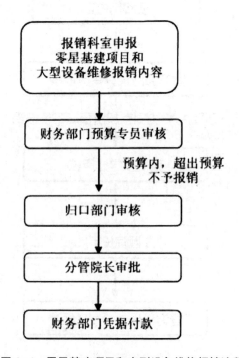

图 6-4　零星基建项目和大型设备维修报销流程

（五）大型工程项目

大型工程项目是指建设周期长、投入金额大的新建或者更新改造的基本建设项目，通常有专项拨款或者借款，需要按工程进度分段付款，最后转成固定资产或者增加固定资产原值。

根据归口管理的原则，大型工程项目由基建处负责。大型工程项目必须经过严格的论证，可行性研究通过主管部门批准方可立项，所有的支出必须在项目预算内，并按照财务报销审批程序分级审批。财务部门对大型工程项目设立基建账套单独核算，工程竣工后还需要进行专项审计。

大型工程项目在立项后，要通过招标或比价确定施工单位和监理单位，签订书面合同。大型工程项目付款时需要施工单位提供经监理单位签字的工程进度申请，基建处和医院审计部门在工程进度单上确认签字工程竣工后，基建处组织验收并出具验收合格报告，医院审计部门组织专项审计，取得审计报告后，按合同规定结算付款。工程合同规定的质保期满需要支付质保金时，需要归口管理部门、审计部门在质保单上签字确认工程质量情况是否达到预定要求。

1. 大型工程项目报销所需要的材料

①原始发票；②可行性报告；③招标文件、合同的原件；④工程进度申请、工程进度单；⑤竣工结算时需要提交验收报告、审计报告、固定资产卡片或变动卡片、支付质保金时需要提交质保单；⑥审批权限范围的签字；⑦其他需要的材料。

2. 大型工程项目进度款报销流程

大型工程项目进度款报销流程如图6-5所示：

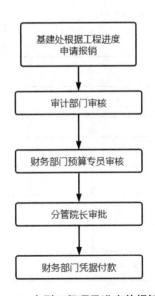

图6-5 大型工程项目进度款报销流程

3. 大型工程项目竣工结算报销流程

大型工程项目竣工结算报销流程如图 6-6 所示:

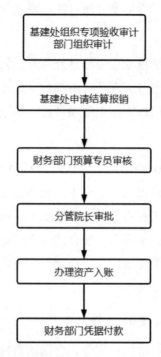

图 6-6　大型工程项目竣工结算报销流程

4. 大型工程项目质保金报销流程

大型工程项目质保金报销流程如图 6-7 所示:

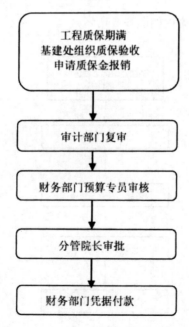

图 6-7　大型工程项目质保金报销流程

（六）库存物资

库存物资是指医院运营中必要的一次性耗材和低值易耗品，特点是周转快、数量多，具体包括高值耗材、收费性材料、通用性耗材、试剂等。

根据归口管理的原则，各库房的采购和报销由各归口部门负责。每年度末编制下一年度的库存物资采购预算，预算通过后严格执行，不得超支。

归口部门采购人员应严格执行医院库存物资采购流程，物流部门库管人员验收后办理入库手续、严格把关。每月底将发票、入库单和发票汇总单递交财务部门入账，并按照财务报销审批程序分级审批。发票由采购人员和部门负责人签字，入库单由物资会计和库管人员签字。发票汇总单由分管院长审批。

物资会计与财务部门按月核对进销存，保证账账相符，再根据医院管理制度，确定月度回款单位和付款金额，编制回款计划表。财务部门专人核对回款计划表，安排资金，定期统一回款。回款计划表由分院院长审批。

1. 库存物资报账所需要的材料

①原始发票；②入库单；③发票汇总表；④审批权限范围的签字；⑤其他需要的材料。

2. 库存物资报账报销流程

库存物资报账报销流程如图 6-8 所示：

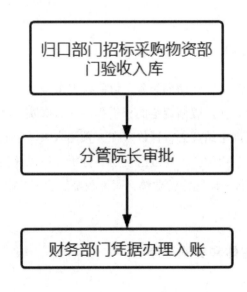

图 6-8　库存物资报账报销流程

3. 库存物资回款所需要的材料

①回款计划表；②审批权限范围的签字。

4.库存物资回款报销流程

库存物资回款报销流程如图6-9所示：

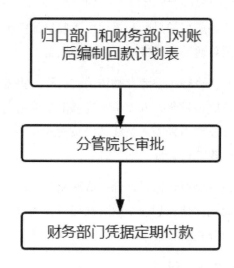

图6-9　库存物资回款报销流程

第三节　医院财务分析精细化管理

一、财务分析及作用

医院财务分析是以医院医疗活动为对象、以医院财务报表为主要信息来源，采用科学的评价标准和适用的分析方法，遵循规范的分析程序，对医院的经济运行和经营成果等进行综合判断和分析，系统地总结过去、评价现在、预测未来，帮助医院管理层进行决策的一项经济管理活动和经济应用学科。通过医院财务分析，可以评估医院的经济实力，确定医院的资金营运状况，评价医院的经营业绩，评价医院的管理效率，评估医院的经营风险，预测医院未来的发展趋势。

二、财务分析的主体和实施程序

（一）财务分析的主体

财务分析的主体有内部主体和外部主体之分。

内部主体：医院管理层、职工。

外部主体：债权人、政府、投资者、金融机构、医疗保险机构、医疗消费者、其他组织者。

（二）财务分析实施的程序

财务分析实施的程序如图 6-10 所示：

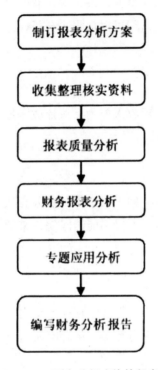

图 6-10　财务分析实施的程序

三、财务分析主要指标

医院财务分析的指标一般包括资产负债率、流动比率、业务收入完成率、病床使用率、资金结构比率、支出增长率、收入增长率、药品加成率等，除此之外还有一些经济指标，如万元固定资产业务收入、万元专用设备医疗收入、人均业务工作量、净资产增长等。

四、财务分析主要内容

（一）资金结构分析

医院经营过程中周转使用的资金，从不同的渠道获得，又以不同的形态分配和使用资金结构的健全、合理与否，直接关系到医院经济实力的充实和经济的发展。分析资金结构，对医院的经营者、主管部门或债权人，都具有十分重要的意义。

（二）医疗服务开展情况和医疗服务数量与质量变动情况分析

医院的主营业务是医疗服务，而医疗服务是一种特殊的"产品生产"。在医疗制度、价格制度和成本核算制度的制约下，医院主要是通过提高服务产出率、资产利用率来提高医院的业务收入。

（三）偿债能力分析

医院在经营过程中，为了医疗事业发展需要，有时会通过举债来筹措一部分资金，但是举债是以能偿还为前提。因此，通过财务报表分析，正确估算医院的偿债能力，有利于做出正确的筹资和投资决策。

（四）结余能力分析

医院经营结余能力是反映组织收入能力、医疗成本控制等综合的财务指标，也是关系医院管理和未来发展的重要指标。

（五）资金运用效率分析

医院组织收入的目的是使用。如果资金得到充分有效地使用，就能为医院带来更多的收入；如果不是充分有效地使用，不仅不能给医院带来效益，而且还会导致医院资金周转困难。因此，资金利用效率是管理者较为关心的一项重要指标。

（六）医疗成本、费用分析

医疗服务的价格是政府制定的，但是医疗成本支出是由市场决定的，医院要获得较多的结余就要努力降低成本，减少费用开支，从而增加结余，为医院发展积累更多的资金。

五、财务分析方法

医院财务分析的方法有很多，通常使用的方法有以下几种：

（一）趋势分析法

趋势分析是通过比较医院连续数期的财务报表，来了解医院经营成果与财务状况的变化趋势，并在此基础上预测医院未来发展的财务状况。

（二）比率分析法

比率分析是将会计报表中相关项目的金额进行对比，得出一系列具有使用价值、指导意义的财务比率，以此来揭示、分析医院的经营业绩和财务状况。采用的相关项目可以取自同一张会计报表，也可以取自两张不同的会计报表，然而不论如何选择，都要求各项目之间存在一定的逻辑关系，这样比率分析才具有一定的经济意义。

（三）比较分析法

比较分析是将相关财务数据或财务指标数值与所确定的比较标准进行对比分析，计算其差异数，并分析差异产生的原因或以此推测指标变动趋势的一种分析方法。

（四）因素分析法

因素分析法也叫连锁替代分析法，是通过分析影响财务指标数据的各个构成要素，寻求造成综合指标变动的主要原因。先确定某个综合指标的各个影响因素以及各影响因素之间的相互关系，并计算其在标准状态下的综合指标数值，然后依次把其中一个当作可变因素进行替换，再分别找出每个因素对差异的影响程度。

（五）结构分析法

结构分析法是指通过计算某项经济指标各个组成部分占总体的比重，分析构成内容的变化，从而掌握该项经济活动的特点与变化趋势。这一方法主要用于医院的资产、负债、结余、收入支出结构的分析，也可用于本期业绩与历史比较、与其他医院比较和与预算比较分析。

（六）医疗成本支出、费用专题分析

医院在经营过程中，为病人治疗、医院管理必然会发生各项成本支出与费用。在会计上，成本支出与费用是两个不同的概念。成本支出反映医疗服务的补偿成本，一般来讲成本越低，就意味着服务质量与效益越高。费用是为医院管理而发生的支出，是在收入取得过程中，直接或间接耗用的资产。因此，不断降低支出成本和费用是提高医院经营管理水平的重要标志。

（七）综合分析法

上述的每一项财务分析指标只是从某一特定的角度就医院某一方面的业务进行分析，它们都不能全面评价医院的总体财务状况和经营成果。为了弥补这一不足，我们可将所有指标按其内在的联系结合起来，以全面反映医院整体财务状况及经营成果进行总体评价，这种方法称为综合分析法。

以上几种分析方法，在实际会计报表分析时，往往是结合在一起使用的。只有各种分析方法互相结合、互相补充、互相印证，才能对医院的财务状况，经营、管理情况，经营成果以及未来发展的可能情况，获得较为全面和深入的了解，为做出各种经济决策提供可靠的依据。

第四节　医院资产管理、负债与净资产精细化管理

一、资产管理

资产是指医院持有或者控制的能以货币计量并能为医院未来带来一定经济效益的经济

资源。医院资产分为流动资产、对外投资、固定资产、无形资产、递延资产和其他资产。资产不仅包括各种有形的财产，如存货、固定资产，还包括医院拥有的债权及其他权利，如各种应收账款和无形资产等。在会计实务中，医院资产一般均按流动资产和非流动资产来划分。对资产做此划分是为了可以用流动资产来说明医院的短期偿债能力，为管理者进行财务分析提供方便。

（一）固定资产管理

医院固定资产是指医院持有的预计使用年限在 1 年以上（不含 1 年）、单位价值在规定标准以上，单位价值虽未达到规定标准，但预计使用年限在 1 年以上（不含 1 年）的大批同类物资，应作固定资产管理，并在使用过程中基本保持原有物质形态的资产。

固定资产的使用期限比较长，在使用过程中随着磨损和新产品替代，其价值逐渐降低，在会计上称作折旧。医院应该采用计提折旧的方法，这样可以真实反映医疗成本。医院的固定资产按照其性质分为四大类。

1. 房屋及建筑物

凡产权属于医院的一切房屋、建筑物以及房屋附属设施，如门诊用房、病房、检验用房、变电室、职工宿舍等

2. 专业设备

如核磁共振、CT、直线加速器、B 超等。

3. 一般设备

包括不直接用于临床服务的各种通用设备，如打印机、计算机、复印机等。

4. 其他固定资产

指不直接用于临床治疗服务的各种其他固定资产，包括家具、交通工具等。

医院的固定资产是开展业务及其他活动的重要物质条件，其种类繁多、规格不一。所以必须对固定资产进行正确核算，加强内部管理，防止固定资产流失。应设置"固定资产卡片"及登记簿，按固定资产类别、使用部门等设置明细账进行明细核算。固定资产报废、报损处理都须经主管财政部门批准后才能执行。

（二）流动资产管理

流动资产是指可以在一年内变现的资产。医院的流动资产包括现金、各种存款、应收账款、存货。其中存货包括药品、库存物资、在加工材料等。

流动资产一般具有使用周期短、变现能力强、形态多样化三个特点。

1. 货币资金管理

货币资金是流动资产中最重要的一部分，具有通用性和价值大的特点，包括现金及各种存款。

货币资金管理重点要注意以下五方面：①按制度规定开立资金账户，防止多头开立导致资金分散影响调拨；②确保资金的安全，建立严格的内部控制制度；③保证医疗服务的资金供应和使用；④对闲置的资金要充分利用、合理机动，争取最大的利息收入；⑤所有的收付款资金业务的原始凭证要保存完整便于检查。

2. 应收及预付款项的管理

应收及预付款项是医院应收未收的医疗款、病人欠费和暂借或预付给有关单位及个人而形成的一种停留在结算过程中的资金，它体现为一种债权。由于债权具有一定的风险，医院可能会无法收回账款，因此要预先计提"坏账准备"，列入支出，计入成本。

应收款项发生后，财务部门应及时催款。由于应收款项发生的时间有长有短，一般来说拖欠的时间越长，款项收回的可能性越小，形成坏账的可能性就越大，如应收医疗款。因此，除了要建立健全规章制度外，还应争取按期收回款项。对于单位短期资金的出借，首先要对借款单位资信严格审查；其次要对借款进行论证、严格手续并签订借款合同；最后要有担保单位，并要通过银行办理转账。

3. 存货管理

存货是指医院在开展医疗服务工作中为耗用而储存的资产，包括卫生材料、燃料、药品、包装物和低值易耗品等。医院的存货处于经常性的不断耗用或重置之中，流动性大。存货管理是医院财务管理的重要内容，而存货控制是影响医院盈利的重要因素。过多的存货往往会影响医院的资金周转，造成浪费、增加费用。

医院在经营活动中必须加强对存货的管理，主要包括：

①在存货的会计核算和管理上，应对不同类别的存货采取不同的方式；②要建立健全存货的购买、验收进出库、保管和领用等管理制度，明确责任、严格管理；③药品管理要按照"定额管理、合理使用、加速周转、保证供应"的原则，确定合理的药品储备定额，统一按零售价核算，并实行"核定收入、超收上缴"的管理办法；④要建立定期和不定期的存货清查盘点制度。

（三）无形资产管理

无形资产是指可长期使用而不具备实物形态、但能为使用者提供某种权利的资产，包括专利权、专营权、非专利技术、商标权、著作权、土地使用权等。无形资产是医院资产的重要组成部分，如果积极利用，可以为医院带来经济效益，因此重视无形资产保护和使用，已成为一个不可忽视的经济要素，越来越受到人们的重视。

1. 无形资产的特点

无形资产既具有与固定资产相近的一面，即可以多次参加经营活动，在一定生产或服务周期内发挥作用，同时又可以通过分期摊销的方式使价值得以转移和补偿。无形资产没有物质实体，是凭借各种技术优势、特殊专业优势、人才、地理位置、环境优势等形成的超越同行业收益能力资本化价值而有偿取得的资产，无形资产具有非流动性，有效期较长，它固定地属于某一单位，只有当将其出售、合资、联营合并时，才能成为新单位的无形资产。

2. 无形资产的计价与摊销

无形资产的取得有两种形式，即外购和自创。对于购入的无形资产，按实际成本计价；接受投资取得的无形资产，按评估确定或合同约定价格计价；自行开发的无形资产按开发过程中实际发生的支出数和评估价格计价。

医院的无形资产一旦形成后，应在规定的使用期限内进行摊销，无形资产从开始之日起按规定分期限摊销，如果合同没有规定受益年限、法律也没有规定有效年限，按不超过10年期限摊销。

无形资产摊销一般采用直线法摊销，其摊销公式为：

$$无形资产年摊销额 = \frac{无形资产价值}{无形资产摊销期年限}$$

在市场经济条件下，无形资产是单位一笔重要的资产和财富，一定要重视和保护，防止流失，要真正发挥其巨大的潜在价值，为医院取得更大的投资回报服务。

二、医院的负债管理

医院负债是指医院所承担的能以货币计量、需要以资产或劳务偿还的债务，在医院资产总额中属于债权人的那部分权益或利益，是医院对其债权人应承担的经济责任。

负债是医院筹措资金的一种方式，医院的负债主要包括各类应付账款、医疗预收款、预提费用、应付工资、应提职工福利费、应付社会保障费、短期借款、长期借款等。

（一）流动负债

流动负债是指在一年或一个营业周期内偿还的债务，一般具有数额小、偿还期限短的特点。但它是属于债务资金，需要控制其规模，不断清理，到时应及时偿付。医院的流动负债包括短期借款、应付账款、医疗预收款、预提费用、应付工资、应提职工福利费、应付社会保障费等。

（二）长期负债

医院的长期负债是指一年以上时间偿还的债务，主要包括一年以上的借款、长期应付款等。长期负债具有债务偿还的期限较长、债务的金额较大、债务可分期偿还等特点。

医院因为扩大经营规模或购置医疗设备，在缺少自有资金的情况下，有时会通过长期借款来筹集资金，从而形成长期负债。由于长期负债是属于偿还性质的资金，因此在资金筹集时，除了科学论证外，还要树立风险意识，控制数量和负债比例，防止债务过大而影响偿付，进而影响到医院业务的发展。

医院是社会公益性事业单位，在负债管理上要注意以下一些要求：

（1）要严格控制负债规模，注重偿债能力的分析，防止因过度负债而影响医院的医疗服务工作。

（2）要加强医院预交金管理，实行预付金制度，对减少占用医院业务资金具有一定的积极作用，但是要合理确定预交金额度，以病种的正常治疗费为标准，不能增加病人的经济负担，同时要完善预交金交退手续，杜绝漏洞。

（3）要对负债进行及时清理、及时结算。负债款项都有具体内容，时间性又强，应及时清理，保证各项负债在规定期限内归还。

三、医院净资产管理

医院净资产是指全部资产减去全部负债后的余额，包括事业基金、固定基金、专用基金、待冲基金、财政补助结转（余）、科教项目结转（余）、本期结余和未弥补亏损，医院净资产来源于财政投入、医院经营结余和其他不需要偿还的资金。净资产的大小反映了医院的资金实力和规模大小。

（一）事业基金管理

医院事业基金主要用于事业发展平衡收支，年终结余按规定提取职工福利基金后全部转入事业基金，出现亏损则用事业基金来弥补。

医院事业基金的主要来源有结余分配转入的资金、财政专项资金净结余转入资金、专用基金结余转入。

（二）专用基金管理

专用基金是指医院按照规定提取或设置的有专门用途的资金，包括修购基金、职工福利基金、医疗风险基金、其他专用基金等。

1. 职工福利基金

职工福利基金是医院按规定提取和结余分配形成的、用于职工福利的资金，如单位职工的集体福利设施建设、集体福利待遇等，职工福利基金的使用情况每年要向职代会汇报，并接受监督检查。

2. 医疗风险基金

是指在医疗业务成本中计提、专门用于支付医院购买医疗风险保险发生的支出或实际发生的医疗事故赔偿的资金。

3. 其他专用基金

其他专用基金是医院根据有关规定提取或设置的住房基金、留本基金等。留本基金是资金提供者给医院设置的专门用途的基金，并限定只能动用其本金所带来的收益使用，而本金不得动用，除非提供者放弃本金全部归医院使用支配。

四、医院的药品管理

药品管理是医院财务管理的重要部分，是医院开展医疗业务的重要物质基础，在医院的存货中占有很大的比例。由于药品储备要占用很大一笔资金，因此加强药品管理，保证药品合理库存，对减少损失浪费，加速资金周转，提高使用效益具有重要意义。

（一）药品销售成本计算

根据医院药品销售特点，统一实行按零售价进行核算，以售价记账，金额控制，并设置进销差价账户，以实际购进价与零售价的差额为进销差价，月末则按本月全部药品销售额和药品综合加成率或综合差价率计算药品销售成本。

1. 按药品综合加成率计算药品成本

药品综合加成率是指药品进销差价与药品成本价的比率。计算公式为：

$$药品综合加成率 = \frac{药品进销差价金额}{药品金额 - 药品进销者价额} \times 100\%$$

药品金额 = 上月余额 + 核销前借方发生额 - 核销前贷方发生额

$$本月实际销售药品成本 = \frac{本月药品实际销售额}{1 + 药品综合成本率}$$

2. 按药品综合差价率计算药品成本

药品综合差价率是指药品进销差价和药品零售价的比例。计算公式为：

$$药品综合差价率 = \frac{药品进销差价金额}{药品销售金额} \times 100\%$$

本月实际销售药品成本 = 本月药品实际销售额 × (1- 药品综合差价率)

医院药品营销中还常会遇到调价问题，药品调价时应对实存药品进行盘点，并根据执行日期编制"药品调价表"，经领导审核后执行。

（二）药品管理效果的考核评价

1. 建立药品库房管理责任制

药品销售的特点是处方份数多、品种繁多、数量零星、单价差别大，按要求准确计价、合理收费，为了防止差错，药品流失，保证医院财产安全，应按药房岗位建立实物责任制；建立健全以经济责任制为中心的各个环节的岗位责任制，由医院制定药品加成率，药品损耗率、药品周转率等经济指标。

2. 库存误差率

$$库存误差率 = \frac{实存金额 - 账面金额}{账面金额} \times 100\%$$

出现误差的因素有许多，如药品盘点表不正确、错计金额、处方划价计算有误、发药差错、药品损耗等，规定一定的误差范围，有利于考核评价。

3. 药品损耗率

药品由于搬运、过期、破损等原因而经常有一定的损耗，规定一个合理的损耗率，有利于药品管理。

$$药品损耗率 = \frac{药品损耗金额}{药品销售金额} \times 100\%$$

4. 药品资金平均占用额及其资金周转速度

$$年度药品资金平均占用额 = \frac{月度占用额之和}{12}$$

$$药品资金周转次数(年) = \frac{全年药品销售成本}{年度药品资金平均占用额}$$

$$药品周转天数 = \frac{本期天数}{本期周转天数}$$

一般来讲，药品资金平均占用额越小，药品资金在一定时期内周转次数越多，周转天数越短，说明药品管理效果越好，流动资金的周转速度越快，因此，加强药品进、销、存全过程的管理是医院经济管理的重点。

第七章 医院财务经济运行管理的信息构建

第一节 构建信息系统的重要性和必要性

医院经济运行精细化管理是结合医院财务管理的具体要求，对预算管理、资金管理、卫生耗材管理、药品管理、招标采购及经济合同管理、固定资产管理、收入管理、成本管理、费用管理、投资管理、物价管理、内部审计管理、医疗保险管理、绩效评价管理、经济运行分析管理等按照精细化管理的要求建立起规范统一的医院经济运行管理体系。

医院经济运行精细化管理渗透到医院各个部门，贯穿于医疗、教学、科研、后勤等全部管理活动过程之中；它的本质是将医院物流、资金流和业务流按照精细化管理的要求进行信息整合，实现对医院经济管理进行科学化、流程化、规范化、工具化的系统管理。所以，医院经济运行精细化管理过程也是信息流动和综合处理的过程，精细化管理是否能够实现，很大程度上取决于信息的质量和信息获取的效率。所以实施医院经济运行精细化信息管理不仅是精细化管理的手段和工具，也是医院精细化管理的重要组成部分。

一、建立医院经济运行精细化管理信息系统的重要性

（一）信息资源的整合是经济运行精细化管理的必然要求

将现代管理理念和信息技术相结合，不仅能为医院的运行管理提供及时准确的信息，更能促进医院人财物各项资源的整合。如：①货币资本的整合。利用现有资产来筹得更多的外部资金，尽可能提高有限资产的使用率，加强论证环节、招标环节、采购环节、库存环节、支付环节、使用环节、维护报废环节等全程动态管理，加强投资分析和加快资金的周转，建立和完善投资决策机制，加强对成本支出的核算和审核，建立支出约束和全面预算管理制度，提高资本使用效益；②设备物资的整合。对空置、使用率低的病区、设备仪器、实验室进行整合，对后勤、管理办公等资源进行整合，降低库存管理成本，加强资源共享，提高资源利用效率；③知识技术资源的整合。重视合理利用新知识、新技术、信誉、人力资源、医院品牌、医院文化等无形资产；④时间资源的整合。改变工作流程，提高时间利用效率。

（二）利用信息技术手段可以合理编制预算、及时评价预算、实时控制支出

预算是医疗运营活动的目标和准则，加强预算分析和预算执行的事前、事中控制，能够全面评价预算的执行情况，发现管理中的薄弱环节和问题，及时采取有效措施加以调整，促进预算的完成。医院全面预算编制和执行分析工作靠手工完成是近乎不可能实现的，只有利用计算机辅助信息手段才能按照合理的预算编制方法进行编制和分析评价；预算执行分析只是事后的监督和分析，要做到事中的及时准确控制，必须用计算机软件系统才可以完成。

（三）有利于医院改善经营管理，提高综合效益

利用信息系统分析医院人力、物力、财力的利用情况，研究医疗运营活动取得成果的原因，不断总结经验教训，找出差距问题，依靠信息系统进行流程优化、标准化、规范化，从而达到加速资金周转，提高设备利用率，充分利用资源，减少物资积压浪费，降低医药费用，提高医院的社会效益和经济效益的目的。

（四）有利于提高医院的经营管理水平

通过医院经济运行精细化分析系统既能全面了解医院已发生的经营状况，又能对医院的经营成果进行正确、客观的评价总结。判断医院资产的管理和使用是否合理，资金的运营是否安全、有效，总结管理经验，揭示经营管理中潜在的问题和发展趋势，改进经营管理工作，不断提高医院经营管理水平。

二、建立医院经济运行精细化管理信息系统的必要性

随着医院的信息化进程不断加速，医院数据越来越细，海量的数据为医院经济运行分析提供了良好的基础，但是仅靠人工处理这些数据，几乎是不可能实现的。因此急需一套完整、规范的信息化系统，来整合、利用这些数据，进行数据分析，帮助管理者增强医院的运营管理能力，提高医疗效率和医疗效果，提升医疗服务业的附加价值。

（一）医院经济运行管理的现状分析

目前医院经济运行管理存在着如下问题：①多种管理、应用软件系统，缺少统一规划，相互独立，各系统都成为信息孤岛；②数据繁杂、利用率极低，缺乏对数据系统的、全面的、综合的分析；③经营状况分析滞后，导致决策的随意性；④数据分析浮于浅表，缺乏内部横向纵向分析和行业对比；⑤管理层对于经营分析认识不够，分析能力和水平有限。因此，医院迫切需要构建统一的经济管理信息平台，有效协调系统中的信息流、物流和资金流，利用先进的技术集成管理，整合数据，使决策者清楚每个节点的情况，并从全局的

角度进行科学的规划，优化现有资源，提高配置效率。

（二）医院信息化建设的发展趋势

现阶段，随着会计电算化的普及，会计电算化软件在安全、稳定前提下，软件功能也在不断扩大。运用计算机技术代替手工记账的基本方式，使广大财务人员从以往繁忙的日常工作中解放出来，大大减轻了财务管理人员的工作压力，提高了工作效率，提升了工作质量。会计电算化推动了医院财会管理手段的现代化，加强了以财务为中心的管理工作，为实现医院经济运行精细化管理信息化打下扎实的基础。

医院财务信息化建设经历了近二十年的发展，从会计核算（总账管理、会计报表）到财务综合管理（会计核算、成本核算、预算管理、固定资产、库存物资等），只是围绕会计核算进行的粗放式管理，不能满足医院经济运行精细化管理的要求。医院经济运行精细化管理的提出，要求经济运行相关的人、财、物各项信息要协调一致，系统建设需要统一规划和实施。医院经济运行精细化管理的信息化解决方案正成为医院信息化发展的必然趋势。

第二节　信息系统规划

一、技术要求

医院经济运行精细化管理信息系统作为医院信息化系统的一部分，它不仅追踪伴随人、财、物所产生的管理信息，而且还需要支持以病人为中心的医疗、教学、科研活动。因此，医院经济运行精细化管理信息系统在医院的实现应具有独特的技术要求：①有一个大规模、高效率的数据库管理系统的支持；②有很强的联机事务处理支持能力；③典型的7天24小时不间断系统，要求绝对安全、可靠；④易学易用的、友善的人机界面；⑤可剪裁性和可伸缩性，能适应不同医院的发展计划需求；⑥开放性与可移植性，适应不同软硬件平台；⑦模块化结构，可扩充性好。

二、管理特征

（一）目标管理

医院根据自己的战略发展计划，制定阶段性的战略目标；明确医院在一定期间要实现什么目标、达到什么要求，对这些目标能够做出详细的定义和描述。通过预算和绩效管理系统确定年度的医疗计划、事业计划，以及部门和员工的考核评价指标，将其作为年度目标。

（二）流程控制

医院将自己的战略目标以经济业务指标的形式分解到各个科室，然后根据医院的全面预算，对各科室的日常业务和管理活动进行计划确认和流程控制。预算管理系统需要在年度预算执行过程中根据预算额度进行资金的控制；收入、费用、医保、物流、固定资产管理系统等在日常业务管理活动中就需要体现不兼容岗位的控制和流程的管理。

（三）激励机制

医院也将自己的战略目标以考核评价指标的形式分解到各个科室，然后根据医院的绩效考核办法，对各科室在一定期间内对目标达成的结果进行考核评价，以此来激励或约束科室和职工的行为规范，为实现业务指标和管理目标提供保障。

（四）反馈机制

当全院目标任务下达后，反馈的行动也就开始了，各个科室在对计划任务的实现过程中，在业务活动过程的每一个环节，都有反馈信息的渠道和处理反馈信息的机制。反馈机制同时还担任着另外一个重要的角色，即权力制衡，将管理活动中的责、权、利通过反馈机制进行平衡和制约，能够及时地修正目标和任务。医院经济运行精细化管理信息系统就是一个以预算为起点又以预算为终点的信息系统，预算管理和绩效管理系统必须通过执行反馈来修正问题，最终使预算计划和绩效指标能够顺利执行下去，确保医院战略目标的达成。

（五）决策机制

医院领导决策层按照自己的管理视角定义经济运行中需要的管理指标，在日常管理中对这些经济指标进行判断，及时发现问题指标，并通过分析模型准确地找出问题的症结，最后对问题提出解决方案，形成一个完整的辅助决策机制；通过辅助决策机制能够及时发现问题并解决问题，是医院的战略目标得以顺利实现的保障。医院的决策支持管理系统就需要根据管理者的要求和管理视角，定义分析模型，通过数据展现、数据挖掘和业务预测来发现问题、分析问题、解决问题。

（六）信息化机制

现代医院管理是一个综合的、复杂的系统工程，包括对管理目标的确认、流程的控制、绩效的考评，及时、准确的信息反馈，以及确保医院决策的有效性和时效性等；另外，医院经济运行精细化管理信息化的一个显著特点就是财务业务一体化，医院的各项管理业务都需要与会计核算、预算管理和成本核算进行业务数据的实时交换，所以靠以往手工方式和单机模式已经远远不能达到管理的要求，必须在医院建立一个精细化运营管理信息平台来联机处理这些业务和数据。

三、数据支撑

医院经济运行精细化管理信息系统是企业级管理信息系统中最为复杂的系统之一，它应用于医院的综合运营、经济分析等各方面，牵涉的信息种类十分庞杂，对数据源的要求和数据的规范性要求也尤为重要。

第一，要实现基础字典的规范和统一。医院经济运行精细化管理需要构建统一、规范的基础信息平台。在这个管理平台上，通过统一基础字典和规范基本编码信息，实现医院所属所有机构编码的统一，实现医院内部所有科室、开户银行、票据、职工、供应商、物资、药品、固定资产、收费项目等分类及编码名称的统一，实现所有管理考核的期间、频次的统一，实现所有业务系统所需要的共性的基础字典编码规范统一；并需要在统一管理平台的基础上建立所有业务管理系统和决策分析系统。只有这样才能实现各数据共享和业务流程整合。

第二，取得全面的基础业务数据。基础业务数据是整个医院经济运行精细化管理信息系统的数据主体，它承载着医院经济运行的主要信息，反映医院经济运行的状况。医院的经济运行数据，包括医院的费用数据、收入数据、成本数据、药品数据、医保数据、预算数据、物资数据、资产数据、绩效数据、HIS 及电子病历系统相关工作量、病人病种信息等业务数据等。全面获取上述数据，才能够科学全面地管理和分析评价医院经济运行状况。

第三，定义和规范业务分析指标。基础业务数据蕴含了医院的经济运行信息，但这些数据大多是绝对数据，不能直观地反映出医院的经济运行状况。因此，需要借鉴经济学、管理学的理论，结合医院管理的特点，建立医院经济运行的业务分析指标，用来体现医院的经济运行状况。通过业务分析指标，对医院基础业务数据进行科学的分析，并将医院的经济运行情况直观地展示出来。业务分析指标应该能够反映出医院的资产运营状况、成本管理状况、收支状况、结余状况、预算执行状况、工作量状况，以及偿债能力等。

第四，获取外部系统数据。HIS 系统可以提供最直接、详细的门诊收入数据、住院收入数据、门急诊人次、住院床日、出院人次、材料消耗数据。电子病历系统可以提供病人的年龄、性别、所在区域，以及病人病种的费用和医保属性。这些数据可以传递到医院经济运行精细化管理信息系统，为收入、费用、成本、物流等子系统引用，同时也可以为业务分析指标的计算服务。

以上四方面作为医院经济运行精细化管理信息系统的数据支撑缺一不可，通过基础字典对业务数据进行规范统一，使得业务数据可以在同一基础上共享、整合；通过业务指标对业务数据进行挖掘、分析，使得业务数据中包含的信息直观地展现出来，为医院管理层服务；而 HIS 系统和电子病历等外部系统可以为医院精细化管理提供最直接详细的数据支持和补充，从而最终实现医院精细化管理的目的。

第三节　信息系统设计

一、业务一体化关联设计

医院的经济运行精细化管理信息系统是应用计算机网络技术，通过对医院预算管理、资金管理、卫生耗材管理、药品管理、招标采购及经济合同管理、固定资产管理、收入管理、成本管理、费用管理、投资管理、物价管理、内部审计管理、医疗保险管理、绩效评价管理等经济运行活动进行流程优化和综合信息处理，运用程序化、标准化和数据化的手段，使组织管理的各单元精确、高效、协同和持续运行；并在信息共享的基础上构建统一的经济信息分析模型，有效协调医院的资金流、物流和业务流，为医院管理者提供精准的经济运行数据服务与预测、优化资源配置。按照管理属性划分，医院经济运行精细化管理信息系统可以分为三大部分，即资产存货管理、财务管理、绩效及决策管理。这三大部分是紧密关联的整体，在信息共享的基础上构建统一的经济信息分析模型，有效地协调医院的资金流、物流和业务流。

（一）财务管理部分

主要从财务角度对经济运行分析进行管理，它包括预算管理、资金管理、费用管理、成本管理、投资管理、收入管理、医保管理、物价管理、内部审计九个部分。

预算管理是经济运行精细化管理的主线，贯穿了经济运行的所有部分，预算的编制、执行、分析、评价充分体现了医院经济运行信息化监控机制。预算编制是医院经济活动的源头，是医院经济运营最初预计的目标，全方位的预算编制、全过程的预算执行及分析体现了医院经济运行信息化监控机制。资金、收入、费用、医疗保险、卫生耗材、药品、固定资产都需要进行预算编制，体现了事前控制的机制。同时通过预算执行数据对医院经济运营的结果进行全程的比较参照，来反映和评价医院经济运营结果。

收入管理、费用管理、医保管理是业务处理核心。从医院收入、支出和医保三方面对医院经济管理的主要内容进行管理，从最基本的财务数据反映医院的经济状况。同时收入、费用归集到成本中，全面、真实、准确地反映医院成本信息，强化成本意识，降低医疗成本，提高医院绩效。医保收入是医疗收入的一部分，可以和收入管理联动交互数据，掌控医保病人收入的状况，保障医保收入情况的安全。此外，收入、费用的收支发生可以反映到资金管理中，体现了医院资金的运营状态。

资金管理重点管理医院的货币资金，采购、收入、费用、投资、医保的发生都可引起资金的变化。因此资金管理需要和收入管理、费用管理、投资管理，药品、固定资产、卫生耗材管理进行数据交互，多角度掌控医院经济活动中资金状态，保证医院经济活动中资金的安全。

投资管理重点管理医院的对外投资运营情况，从专题角度对医院资金安全和收益进行了补充。投资管理与资金管理、收入管理进行数据交互，投资发生、投资收益处置引起资金的变化，同时带来收入的变化。

内部审计和物价管理是经济运行精细化管理的保障。医院内部审计对医院财务管理的各项收支、资产存货招标内容进行审计，确保了医院的资金、资产的安全。物价和医保联动为医院收费标准和医保核算提供保障。

（二）资产及存货管理部分

从物的角度对医院经济活动进行管理，包括卫生耗材、药品、固定资产、招标管理四个部分。医院通过招标管理实现对供应商的统一管理，实现采购合同的统一管理，管控全院资产、存货的采购活动，降低采购成本。存货管理实现卫生耗材及药品的日常管理，固定资产管理实现资产的全生命周期管理。所有这些业务数据传递到财务，反映在财务的资金管理、费用管理、成本管理中。财务管理的采购预算对资产、存货的采购进行控制，支出预算对存货的消耗进行控制。

卫生耗材管理、药品管理、固定资产管理是医院中基本的物流业务处理系统。从物资角度对医院经济活动进行管理，反映医院物资运行情况。同时，卫生耗材管理、药品管理、固定资产管理的财务数据需要传递到资金管理、费用管理中，从另一个角度展现医院物资运行情况。

物价管理是对医院物资管理、收入管理的重要补充，对医院经济运行管理起到辅助作用。物价管理中价格变化需要和卫生耗材管理、药品管理联动，同时价格执行需要在收入管理中落实反映。

招标采购管理中招标、采购的管理内容覆盖卫生耗材、药品、固定资产。招标采购管理可以最大限度地降低各种设备、药品、材料的采购成本，减少医院的成本压力，降低病人的经济负担，合理使用卫生资源，提高医疗卫生资源的使用效益。

（三）绩效管理及决策分析部分

从管理决策和绩效导向方面进行设计，包括绩效管理、财务报告及分析。它建立在存货管理、财务管理的基础上，通过建立财务分析指标、绩效考核指标，对医院经济运行精细化管理结果进行总体反映，体现了医院经济运行信息化的决策机制。

绩效管理是医院经济运营管理的重要组成部分，医院战略绩效管理能够有效地衡量医院、科室、员工的业绩，使科室和员工个人目标与战略保持一致，建立一种良好的、充满活力的评价机制、激励机制和战略管理机制，实现医院的可持续发展。绩效管理对全院经济目标进行指标量化管理，以及绩效的反馈和分析体现了医院经济运行信息化激励机制。

医院财务报告与分析精细化信息管理是对医院的财务状况和运营成果、财务风险以及财务总体情况和未来发展趋势进行分析和评价，可以给医院领导及中层管理者提供管理决策信息的相关业务系统。

二、医院预算管理信息化系统设计

（一）预算编制信息化设计的内容

1. 项目信息管理

对科教项目、大型设备采购项目、房屋修缮等工程项目信息进行维护；编制外拨资金和医院配套资金预算、资金到账，以及资金使用和结余情况表。

2. 服务量预算编制

服务量预算是对门急诊人次、住院实际占用床日、出院人数、手术例数等服务量进行预测。编制方法可以根据历史数据和增长比例预估服务量的预算数据，或者直接维护服务量预算数据。

3. 收入预算编制

收入预算编制主要包括医疗收入、财政补助收入、科教项目补助收入、其他收入的编制。医疗收入预算，依据服务量和均次收费水平设置医疗各个科目的收入预算公式；财政补助收入预算，依据财政下达的财政项目库中财政项目的经费到账计划进行编制；科教项目补助收入预算，依据申报科教项目外拨经费到账计划编制；其他收入预算，可通过直接维护方式进行其他收入预算数据的编制。

4. 支出预算编制

支出预算编制主要包括医疗支出、财政项目补助支出、科教项目支出、管理费用的编制。医疗支出预算编制，依据服务量、收入预算、职工人数、加成率、提取比例、经费开支定额等，再配以加成率，测算出各个医疗支出科目的预算；财政项目补助支出预算和科教项目支出预算，根据各个项目的年度执行计划编制支出预算；管理费用预算，依据收入数据、职工人数、定额等因素进行测算。

（二）预算审批

包括预算审核和预算下达功能。预算审核，在预算编制完成后，由总会计师、院长进行两级审核，未审核的预算方案不能下达。预算下达，对审核通过的预算方案进行下达，全院开始执行。

（三）预算调整

包括调整方案制订、调整方案审核、调整方案下达。预算调整由相关部门或科室发起，提交调整申请，预算管理部门编制预算调整方案，维护调整幅度；上级部门和领导进行调整方案审核；预算管理部门对审核后的调整方案进行下达。

（四）预算执行分析

包括下列功能：确定分析对象，如费用、成本、收入等；制定分析比较时费用、成本、收入的标准；确定分析周期，如月、季度、年等；导入费用、成本、收入的预算执行数据；进行分析比较。

（五）预算报表

通过预算的编制数据自动产生资产负债预算表、收入费用预算总表、医疗收入费用明细预算表、财政补助收支预算表、医院科室直接成本预算表、临床服务科室成本预算表、管理费用季度预算表等。

（六）预算绩效考核

包括如下功能：确定考核周期，如月、季度、年等；确定考核对象，具体到部门科室或是全院级别；进行预算数据、执行数据比较，计算考核指标，如预算收入执行率、预算支出执行率。

三、医院资金管理信息化系统设计

（一）现金管理的内容

（1）现金日记账：根据用户所选择的日期范围和现金科目，将该日发生的现金业务以会计制度规定的记账格式自动产生现金日记账。

（2）现金出纳账：根据用户所选择的日期范围和现金科目，对该日发生的现金业务进行出纳账登记。

（3）现金日报表：对当日现金日报表进行制作、查询管理。

（4）现金盘点表：盘点当日现金，制作生成当日现金盘点表。

（二）银行存款管理的内容

（1）银行存款日记账：根据用户所选择的日期范围和银行存款科目，将该日发生的银行存款业务以会计制度规定的记账格式自动产生银行存款日记账。

（2）银行存款出纳账：根据用户所选择的日期范围和银行存款科目，对该日发生的银行存款业务进行出纳账登记。

（3）银行存款日结报表：对当日银行存款日结报表进行制作、查询管理。

（4）银行对账：医院银行存款日记账中每笔记录分别与银行存款对账单中的每笔记录从凭证的种类、编号、摘要内容、记账方向、金额等方面加以核对，实现银行对账功能。

（5）余额调节表：月终进行银行存款对账，医院账面余额与银行对账单余额之间如有差额，必须逐笔核对、查明原因进行处理，并按月编制"银行存款余额调节表"调整未达账项。

（三）票据管理

对支票进行登记、领用管理。根据支票登记领用情况，生成支票登记簿。对电汇票据进行登记管理。

（四）资金支出管理的内容

（1）经费支出预算编制：针对每个需要严格控制的预算项目设置预算额度。包括预算项目的预算总额度以及各科室各预算项目的预算额度设置工作。

（2）借款管理：对日常费用支出、物资和固定资产采购借款的申请、审核、查询管理。

（3）费用报销管理：对费用报销的申请、审核、支付、查询管理。包括日常费用、差旅费、科研费用等。报销时根据预算额度进行控制。

（4）科研报销管理：对科研项目，按专项预算进行审核、报销。同时要按照专项预算额度进行控制。

（5）采购付款管理：对医院采购的支付进行管理。包括采购发票的登记、查询管理以及针对每张发票的付款进行管理。

（五）现金流量表

根据库存现金、银行存款、零余额账户用款额度和其他货币资金的实际收付情况，按照业务活动、投资活动和筹资活动，编制现金流量表。

四、医院卫生耗材管理信息化系统设计

（一）计划管理

各科室根据工作需要、实际需求提出采购申请；请购人员根据库存量基准、用料预算

及库存情况填写采购申请单，需要说明请购物资的名称、数量、需求日期、质量要求以及预算金额等内容。采购申请由相关负责人进行审批。

（二）采购管理

采购专员根据批复的采购申请单，选择供应商，提交采购部负责人审核，采购部负责人在主管院长授权下，与供应商签订采购合同或订单。

（三）入库管理

根据采购到货签收的实际数量，填制入库单据，对入库单进行审核、确认。提供入库单查询功能。

（四）领用管理

1. 科室申领

科室在使用卫生材料前，需要首先向库房提出材料出库的申请，填写科室申请单，科室申请单需要进行审核。

2. 材料出库

库房根据审核过的科室申请单将科室需要的材料出库，填写出库单，并进行出库确认。提供出库单查询功能。

（五）盘点管理

对库房中的卫生材料进行盘点。根据库存的账面数量和实际数量对比，进行盘盈入库，盘亏出库操作，生成盘点单。

（六）废损管理

对库房中毁损、变质、霉烂卫生耗材，根据其数量和金额，填制废损报告单，审核通过后，进行废损确认，并报财务部门。

（七）高值耗材管理

高值耗材管理涉及招标管理、采购管理、资质证件管理、领用管理，是一个全程动态管理。高值耗材管理，可以通过条形码管理实现全程跟踪查询。

（八）二级库管理

1. 二级库需求计划

二级库管人员根据临床科室计划、业务量以及库存实际情况，编制二级库需求计划，并向一级仓库提交。

2. 二级库入库

医用耗材送达二级库，库管根据发票或随货同行点货验收并入库。一级库同时办理耗材入库、耗材移库业务。

3. 二级库出库

二级库管人员根据临床科室提交的卫生耗材科室申请单，发放医用耗材，办理出库。

4. 应付款管理

提供发票、付款单、退款单的增加、修改、删除等管理功能，发票管理中发票可以和入库单关联；付款管理中，进行付款单编辑时，可自动与入库单核对；同时提供货到票未到明细表，在月底由财务人员根据付款情况生成应付款凭证。

（九）物资耗材预算管理

1. 采购预算管理

实行对各科室的卫生耗材采购预算管理，通过输入本年卫生耗材耗用量、预计期末卫生耗材库存量和期初物资库存量，计算预计卫生耗材采购量。

2. 消耗预算管理

可以维护各科室、各计划指标的卫生耗材单位消耗量，或提供根据历史数据测算的卫生耗材单位消耗量。根据科室支出预算和科目与物资类别的对应关系等信息，计算得出科室卫生耗材预算。

（十）统计报表

按不同会计期间、卫生耗材种类，进行采购明细账、采购汇总统计、采购分析、库存统计汇总、出库分类统计、出库明细汇总、材料明细账、材料收发结存等报表的查询。可实现全院查询、科室查询等。

五、医院药品管理信息化系统设计

（一）采购计划

根据当前库存状况、最低库存、各科室药品需求计划生成药品采购计划。计划要说明请购药品的名称、数量、需求日期、质量要求以及预算金额等。计划制订完毕，由负责人对采购计划进行审批。

（二）采购管理

采购专员根据批复的药品采购申请单，选择供应商，提交采购部负责人审核，采购部负责人在主管院长授权下，与供应商签订采购合同或订单。

（三）入库管理

根据采购到货签收的实际药品数量、品种、单价等信息，填制入库单据，对入库单进行审核、确认。实现入库单查询功能。

（四）仓库调拨

1. 调拨申请

分仓库根据商品库存量及市场销售形势，填写调拨申请单，由相关部门审核。

2. 调拨入库

调拨申请通过后，根据调入药品，填制入库单据。

（五）药品领用

1. 药品申领

科室在使用药品前，需要填写药品领用申请单，并由相关部门进行审批。

2. 材料出库

库房根据审批过的药品领用申请单将科室需要的药品出库，填写出库单，并进行出库确认。

（六）药品盘点

对库房中的药品进行盘点。根据库存的账面数量和实际数量对比，按西药、中药、中成药生成药品盘点汇总表。

（七）药品废损

对库房中毁损、变质、霉烂的药品，根据其数量和金额，填制废损报告单，审核通过后，进行废损确认，并报财务部门。

（八）应付款管理

实现发票、付款单、退款单的增加、修改、删除等管理功能，发票管理可自动与入库单关联；付款管理中进行付款单编辑时，可以自动与入库单核对，并且提供货到票未到明细表，同时在月底由财务人员根据付款情况生成应付款凭证。

（九）报表统计

可按会计期进行质量检查表、药品质量问题处理表、采购汇总表、消耗汇总表、ABC分析、收发存汇总表等报表的查询。可进行全院查询，也可以分科室进行查询。

六、医院采购、招标及合同管理信息化系统设计

（一）采购计划

业务科室根据实际工作的需要提出采购申请，医院的采购部门根据科室提出的采购申请编制全院采购计划。采购计划包括药品采购计划、卫生耗材采购计划、固定资产采购计划。采购计划管理中提供科室采购申请的添加、删除、修改、查询、审核、打印的功能；提供购置计划的新增、修改、删除、查询、审核、打印的功能。

（二）招标管理

1. 招标管理

对招标信息进行管理，包含招标公告、招标文件编制、投标报名、资格审查、现场勘察及答疑、开标、评标、中标通知书发放等。对投标单位的品质、投标单位的组织机构、中标经验、供货能力、财务状况、业绩信息等进行登记、审查。提供投标单位信息的查询功能。

2. 开标管理

对开评标过程的有效管理，包括提前通知有关部门配合开标和标书收取等功能。

3. 评标管理

从价格、技术、质量、服务、业绩等方面对投标文件进行鉴定、分析、比价议价，编制评标报告。提供评标计分管理。

（三）合同管理

1. 合同文件管理

管理所有与合同有关的文件，包括合同原稿、变更文件、图片等内容。

2. 合同付款管理

实现合同的付款管理，对应付账款按照总账、明细账进行分析，实现付款计划的实际付款、未付款查询。对付款合同履行截止日期进行提醒，对近期应归还质保金进行提醒，对临近保修期进行提醒，对近期应付款进行提醒。

（四）供应商管理

1. 供应商维护

对供应商信息进行维护，对供应商各类资质证件信息进行维护。

2. 供应商考核

建立供应商考核指标，确定考核与评价标准，对质量、交货、服务、产品类型等方面的改进进行跟踪考核。可按考核指标进行计分管理。

七、医院固定资产管理信息化系统设计

（一）采购计划

根据年度预算以及科室的需求编制采购计划，购置计划审核后发送采购部门进行采购。编制采购计划时需要考虑申请购置资产的科室其资产在用情况。

（二）安装验收

资产采购完成，送到医院后，在资产入库前要对资产进行安装验收管理，提供资产安装单、资产验收单的维护、修改，安装验收后要开具验收报告。

（三）计量入库

根据资产安装验收情况，填制资产入库单据，对入库单进行审核、确认。提供入库单查询功能。

（四）资产转移

固定资产在库房和库房之间、科室和科室之间转移时，进行资产转移单的维护和查询。

（五）卡片管理

固定资产管理的核心就是卡片管理，几乎所有的固定资产操作都是围绕着资产卡片进行的。在卡片管理中，用户可以录入资产卡片，也可以从入库单中生成资产卡片；同时卡片管理也提供卡片的拆分功能，提供按资金来源分配原值、预计残值和累计折旧功能。

（六）计提折旧

会计期末，对资产进行折旧处理。计提折旧提供年限平均法和工作量法，按照资产在科室的使用比例计提折旧。

（七）资产盘点

固定资产盘点时，通过账面数量与实物数量的清点对比，明确资产的差额。对于账实不相符的资产经过审批通过后，生成盘盈单、盘亏单，达到账实相符。此项功能提供对资产盘点单据、盈亏单据的新增、修改、删除等功能，既可以满足库房的盘点功能，也可以满足科室的盘点功能。

（八）资产处置

资产处置包括将不适用或不需用的固定资产出售或转让、固定资产报废或提前报废、固定资产损毁。提供对资产处置单的新增、修改、删除等功能。提供资产处置查询功能。

（九）资产维护

有些固定资产在使用过程中，需要进行维修、保养、计量等保养工作，以便使这些固定资产可以正常使用。本项功能主要记录固定资产的维修、保养、计量等日常管理工作。

（十）应付款管理

根据合同和入库的信息，记录发票信息，同时根据发票信息记录固定资产的付款信息。发票管理到入库单，付款管理到付款单编辑时，自动与入库单核对，并且提供货到票未到明细表，同时在月底由财务人员根据付款情况生成应付款凭证。

（十一）资产设备效益评估

维护资产设备效益评估指标信息，设置指标计算公式。进行资产的工作量、收入数据、支出数据的维护，进行资产设备效益评估计算，生成资产设备效益评估表。

（十二）账簿管理

可进行固定资产总账、一级明细账、二级明细账、固定资产处置情况年度汇总表、固定资产账销案存记录表、固定资产清查盘点表、固定资产对账表、折旧分析表、资产变动报表、固定资产月报表等报表的查询。可进行全院查询，也可以分科室进行查询。

八、医院收入管理信息化系统设计

（一）门诊收入设计内容

（1）收入预算：根据门诊预计工作量和测算的门诊人次计算门诊预算收入，也可以根据各类历史数据和增长比例计算门诊预算收入。

（2）门诊预交金：完成对就医卡中门诊预交金收、退的管理。

（3）门诊收费：医生接诊后，根据专业知识对患者进行诊断，并开具相关的检查、化验、治疗项目或处方（或在门诊信息系统中直接开具）。

（4）门诊退费：完成门诊患者退费处理。包括药品退费、检查退费和结算退费。

（5）门诊报表：完成门诊各科室收入日报表，含各类门诊医保结算数据，以及门诊收费员日报表的制作、查询。

（6）预算分析：将实际发生数和预算数进行比较，分析门诊收入的预算执行情况。

（二）住院收入设计内容

（1）收入预算：根据住院预计工作量来测算住院人次，计算住院预算收入；或根据各类历史数据和增长比例计算住院预算收入。

（2）住院预交金：按病人类型，对住院病人住院预交金收取进行管理。

（3）收费：完成住院患者出院后收费的管理。

（4）住院结算：按住院期间实际发生的收费项目费用合计进行结算。

（5）住院退费：完成住院患者出院后退费的管理。

（6）住院报表：完成住院收入日报表（发生制）、住院收入日报表（收付实现制）、住院收费员日报、住院费结算日汇总表、发票核销表的制作查询。

（7）预算分析：将实际发生数和预算数进行比较，分析住院收入的预算执行情况。

（三）医疗收入稽核设计内容

财务对账：与财务系统连接，实现医疗收费系统与会计系统的医疗收入数据的对账。

医保对账：与医保系统连接，实现医疗收费系统与医保系统的医保收入数据的对账。

九、医院成本管理信息化系统设计

（一）科室成本设计内容

1. 收入数据

按门诊与住院、临床医生、护理与医技执行单元、医疗保险病人与非医疗保险病人和医疗服务项目，采集医疗服务收入数据；按门诊与住院、临床医生、护理与医技执行单元、医保病人与非医保病人，采集计价收费的卫生材料收入；按门诊与住院、核算单元、临床医生、医保病人与非医保病人采集药品收入数据。

2. 成本数据

按支出明细项目如工资津贴、绩效工资、养老、医疗保险等采集人员经费成本；按科室以及单品种卫生材料采购成本采集卫生材料成本；按科室以及单品种药品采购成本采集药品成本；采集固定资产折旧成本；采集无形资产摊销成本；采集提取医疗风险基金成本；采集其他费用成本。

3. 内部服务

采集门诊人次、住院占用床日、出院人次、手术工作量等对外服务量；对用水、用电、用气、用氧、洗涤、保洁、维修等外部服务，按服务时间、服务对象（科室）、服务项目进行明细统计。

4. 分摊设置

维护分摊参数信息，按科室类别设置分摊参数。

5. 三级分摊

按照"三级分摊法"（一级分摊：行政后勤类科室的费用分摊；二级分摊：医辅科室成本分摊；三级分摊：医技科室成本分摊）对医院成本数据分摊，完成全成本核算工作，并提供分摊前的数据校验，确保分摊结果的准确性。可以根据需求灵活设置各种分摊方法。

6. 成本分析

使用比较分析法、趋势分析法、比率分析法、因素分析法、收支平衡分析法等多种分析方法，对成本数据进行全面分析、局部分析、专题分析、全面分析与专题分析相结合的分析。可进行本量利分析，确定保本工作量和保本收入。

7. 成本报表

可进行医院各科室直接成本表、医院临床服务类科室全成本表、医院临床服务类科室全成本构成分析表等报表的编制和查询。

（二）医疗项目成本核算设计内容

1. 数据采集

完成协作工作量、人员工资、物资、折旧等基础数据的采集功能。

2. 科室作业归集

设置作业和资源动因，依据资源动因，将除去直接收费材料后的科室成本分配至各项作业，形成科室作业成本。

3. 项目成本计算

设置作业动因，将科室作业成本分配至各项目，项目成本中同样体现直接成本、计算计入成本、公用成本、管理成本、医辅成本。按科室或者按全院计算项目平均成本，并可发布至"项目核算系统"，进而完成项目成本的计算功能。

4. 项目成本分析

提供医疗项目的医院按照科室、院级的单位成本、成本构成、单位收益等，对医疗项目成本进行比较分析、趋势分析、构成分析；医疗收费项目的收益功能，导入已选定病历首页对应的详细医嘱。

（三）病种成本核算设计内容

1. 基础数据采集

收集基础数据，包括所有诊疗项目的基础编码信息，病种与 ICD9、ICD10 对照关系，项目成本数据、药品及单收费材料费用数据，药品及单收费材料的加成率等。

2. 病历筛查

包括病历导入功能，从 HIS（电子病历）系统中导入单病种一年的病历首页信息；病历筛查功能，按一定条件对病历首页信息进行筛查；医嘱导入功能，导入已选定病历首页对应的详细医嘱。

3. 数据整理

统计、合并医嘱中的诊疗项目，形成各诊疗项目累计数量，确认单病种诊疗过程已选取的诊疗项目。

4. 生成病种模型

包括生成病种与 ICD9 和 ICD10 的对照关系表、生成病种的平均实际成本及费用分析表。

5. 病种成本分析

提供病种成本比较分析、趋势分析；病种收入、成本、收益分析；病种成本构成分析等。分析结果通过报表、图形的形式显示。

十、医院费用管理信息化系统设计

（一）费用发生

完成费用数据的获取，包括药品系统的科室药品费用、物流系统的科室领用费用、固定资产系统的资产折旧费用、无形资产系统的资产摊销费用、薪酬系统的人员薪酬费用等。

（二）费用支付及核算管理设计内容

1. 出纳报销

出纳人员编制记账凭证，将款项支付给申请部门；同时根据登记支付的现金或支票，登记现金出纳账或银行存款出纳账。

2. 会计制单

会计人员根据记账凭证登记明细分类账及总账，同时将各种支出纳入财务报表的对应项目中。

（三）费用报表

根据会计期完成费用报表的编制和查询。包括费用总表、费用明细表等。

（四）费用分析

采用比较分析法、比率分析法、因素分析法、趋势分析法等对费用进行分析。可以按科室进行费用分析，还可以按项目进行支出构成分析。

十一、医院投资管理信息化系统设计

（一）投资立项设计内容

1.投资项目管理

对投资项目进行信息维护，包括名称、期限、方式、对象、金额、资产列表、原因、文档附件等。

2.投资收益评估

对投资项目收益进行评估，分析投资所带来的直接收益以及可能带来的潜在收益。

（二）投资审批

对已立项论证过的投资项目进行项目审批。根据不同类型、不同金额的投资合同，执行不同的审批流程。如，按分级管理原则实行下属单位报其上级单位审批，按非经营性资产转经营性资产审批权限到卫生健康委或国管局办理非转经的审批手续等。

（三）投资合同

对所有与投资合同有关的文件进行管理，包括合同原稿、变更文件、图片等内容。

（四）投资执行计划

根据医院资金情况，在对投资项目进行充分论证的基础上，制订投资计划，确定投资规模、项目周期等。投资计划管理包括投资立项的增加、修改、删改以及审核、查询功能。

（五）投资管理

对投资项目进行全程管理，包括初期投资规模、追加投资等信息。可按投资项目进行投资信息查询。

（六）投资处置

对投资项目进行处置管理，包括投资收回、转让、核销等信息。可按投资项目进行投资处置查询。

（七）投资收益

登记投资的利息、股息、收益数据，登记投资的支出费用数据，并且自动生成会计凭证，产生投资财务分析表。可按投资项目进行投资收益查询。

（八）投资分析

提供灵活的分析功能，可按照年、季、月对投资计划、投资完成情况及变更情况、投资处置、投资收益进行综合统计分析。

十二、医院物价管理信息化系统设计

（一）价格管理设计功能

1. 医疗服务项目申报

完成新增医疗服务项目价格申报表填制，包括收费价格、开始执行日期等信息，相关部门进行审批，并上报主管部门审核。

2. 药品价格调整

确定需要调整价格的药品种类及名称、调价日期、调整后价格等信息，相关部门进行审批，并上报主管部门审核。

3. 收费材料等价格调整

确定需要调整价格的收费材料种类及名称、调价日期、调整后价格等信息，相关部门进行审批，并上报主管部门审核。

4. 系统收费调整

审核通过的物价变动，由医院价格管理部门进行调整确认，并同步更新至医院医嘱收费系统等相关系统中。

（二）价格公示

可进行医药价格信息及门诊费用明细、常见诊疗项目收费标准等医疗及医疗服务价格收费标准的查询。

（三）价格核查

完成医疗费用的核查。包括物价收费核查登记、物价收费核查结果反馈等功能。

（四）物价投诉

1. 投诉登记

完成价格投诉登记，包括投诉人姓名、联络方式、就诊时间、就诊科室及投诉内容等信息。

2. 投诉处理

完成投诉处理，包括投诉调查情况信息、投诉处理意见。

（五）医疗费用查询

实现患者住院一日清单查询、患者住院总费用清单等查询功能。

十三、医院内部审计管理信息化系统设计

（一）审计计划

根据医院总体以及各本部门的具体情况，拟订审计项目计划，报经单位主要负责人批准。

（二）审计方案

对资金、设备、收入、支出、物资、基建项目、科教项目、债权等设置不同的审计方案，对不同的对象设置不同的审计内容和流程。

（三）审计执行设计内容

1. 审计数据采集

通过数据库系统获取医院整体的财务数据、资产数据、物资数据、收入数据、成本费用数据等。

2. 审计模型建立

对资金、设备、收入、支出、物资、基建项目、科教项目、债权等审计内容建立审计抽样规则、分析方法，确定审计规则。

3. 审计结果

利用获取的数据，根据分析模型进行数据分析、统计分析、对比分析等，获得审计结果。

（四）审计报告编制及下达

根据审计结果，维护生成审计报告。审计报告经审计管理部门审核通过后，下达到被审计部门。

（五）审计跟踪

完成审计报告执行情况的跟踪查询。

（六）统计查询

可进行内部审计情况报表、审计工作情况统计表、基建和修缮项目审计工作情况统计表等报表的查询。

十四、医院保险管理信息化系统设计

（一）预算方案设置设计

1. 医保预算总额方案

根据医院年度工作目标计划，推测床位、学科等相关数据量变化，测算医保收入预算

总额；或者根据历史数据、增长比例等方法，测算年度医保收入预算总额。

2.医保预算分解管理

设置预算分解方式，对医保预算总额在医院内部各科室之间进行分解。

（二）总额预算编制

根据总额预算方案，计算医院医保总额。

（三）预算分解

根据医保预算分解方案，进行院内预算额度在各科室之间的分解计算，获得业务科室医保预算数据。

（四）预算下达

预算下达包括预算审核和预算下达功能。预算审核，在预算编制完成后，由总会计师、院长进行两级审核，未审核的预算方案不能下达。预算下达，对审核通过的预算方案进行下达，全院开始执行。

（五）预算调整

预算调整是指院内预算额度调整。预算调整由科室发起，提交调整申请，预算管理部门编制预算调整方案，维护调整幅度；上级部门和领导进行调整方案审核；预算管理部门对审核后的调整方案进行下达。

（六）预算执行

采集各科室医保执行情况数据，生成医疗保险费用汇总表、医疗保险各科室费用统计表、医保拒付明细表等报表。

（七）执行分析

提取、汇总医院及各科室的医保执行情况数据，和医保预算情况进行对比分析。

十五、医院绩效管理信息化系统设计

（一）战略目标

医院战略规划、运营目标是绩效管理的基础。编制运营目标将医院战略规划进行细化。利用平衡计分卡将医院战略规划细化分解到部门和个人，并建立医院的关键业绩指标体系，医院运营目标的实现由关键业绩指标的完成来体现。

（二）绩效方案设计内容

1.设置绩效方案

根据医院年度目标，确定医院某年度所用到的全部关键业绩指标集。

2. 设置科室分类

根据战略目标，进行绩效科室分类，并确定科室属于哪个分类，为指标体系的建立做准备。

3. 设置关键业绩指标

设置各指标的评分标准和参考值，设置各指标在绩效计算中所占的权重比例。

（三）绩效实施

根据绩效方案，利用观察法、工作记录法和征求他人反馈等方法，收集各科室在绩效执行过程中客观、真实的信息，并据此对全院以及各科室的绩效指标进行评分。

（四）绩效分析

利用统计学的各种分析方法对绩效进行查询分析。包括绩效查看、指标分析、趋势分析、同比分析、环比分析、雷达分析、院长查询等。系统以多角度多视觉的方式对绩效数据分析，非常直观地查看科室间差异，科室绩效的走向、增长情况、达成目标的完成情况等。

（五）绩效评价设计内容

1. 医院绩效考评

利用关键业绩指标（KPI）如收入指标、成本指标、医疗质量、医疗效率、患者满意度等，用指标得分与主要绩效目标对应，以衡量其实现程度。

2. 部门绩效考评

用关键业绩指标（KPI）如总收入、百元固定资产收入、门诊人次、出院人次、药品比例等得分与主要绩效目标对应，以衡量其实现程度。用基础业绩指标（CPI）得分情况，来衡量日常工作职责完成情况。

3. 个人绩效考评

用关键业绩指标得分（KPI）与主要绩效目标对应，以衡量其实现程度。用基础业绩指标（CPI）得分情况，来衡量日常工作职责完成情况。

（六）绩效反馈应用设计

根据绩效考核结果与奖金分配进行有效对接，采用完全绩效干扰、扣除财务维度后完全绩效干扰、扣除财务维度后非财务绩效干扰、单指标绩效得分绩效干扰等多种绩效干扰方式与绩效对接，计算出奖金实际分配额，实现绩效的反馈与结果运用。

十六、医院财务报告与分析系统设计

（一）财务报表设计内容

1. 报表模板

对财政部门和行业主管单位、本单位需要而按规定编制的报表，如资产负债表、收入费用总表、医疗收入费用明细表、现金流量表、财政收支补助明细表、基本数字表等，进行报表模板定义、设置模板中每个数据的取值公式或来源。

2. 报表制作

根据模板定义的取数公式，生成各月、季度、年的数据报表。可以根据不同的账套，选择不同的会计期建立不同的报表。

3. 报表审核

定义报表内部的勾稽关系，通过定义审核公式来对生成的报表进行报表表内、表间数据关系合理性审核。

（二）财务报告管理

建立各财务报告模板，根据财务报表自动产生财务报告，财务报告包括会计报表、会计报表附注和财务情况说明书等内容。

（三）财务分析设计内容

1. 分析指标

对财务分析中需要使用的分析指标进行信息维护。

2. 指标数据

获取相关指标数据，某些指标需要事先定义指标计算公式。

3. 指标分析

采用比较分析法、趋势分析法、因素分析法、比率分析法等分析方法，对指标数据进行分析，实现医院的预算分析、资产分析、负债分析、净资产分析、收入分析、成本费用分析、结余分析、现金流量分析、综合财务分析、经营效率分析、管理效率分析、风险分析、预测与决策分析、其他重大经济事项分析等。

4. 综合分析

选取部分典型指标，计算医院实际财务状况的综合得分，作为评价医院整体实力与整体运营效果的依据。

5. 财务分析报表

产出财务分析报表，包括资产负债水平分析表、比较和百分比资产负债表、收入费用水平分析表、比较和百分比收入费用表、现金流量水平分析表、比较和百分比现金流量表、医院临床服务类科室成本构成分析表、管理费用分析表、医疗业务成本分析表、财务比率分析表等。

（四）财务分析报告

财务分析报告模板：建立财务分析报告，设置模板中每个数据的取值公式或来源。

财务分析报告：根据财务分析报告模板，生成财务分析报告；对分析报告内容进行修饰完善。

第四节　管理信息化解决方案

医院经济运行精细化管理的信息化解决方案要求医院的物流、资金流和业务流要协调一致，并要求产出的数据信息能有效地服务于决策管理；医院经济运行精细化管理的信息化解决方案包括医院综合运营管理系统（HERP）及医院经济运行精细化分析系统（BI）。医院经济运行精细化管理的信息化解决方案的综合应用体现了医院经济运行精细化的特点。

医院综合运营管理系统（HERP）是通过对物流、资金流、业务流的统一协调管理来实现对医院人、财、物各项综合资源的计划、使用、协调、控制、评价和激励，从而确保医院健康、平稳的经济运行；它的本质是以战略规划目标为导向，以会计核算为核心、预算为主线、成本和物流为基础、薪酬绩效为杠杆的医院运营管理目标决策体系。

医院经济运行精细化分析系统（BI）是在 HERP 基础上的高级应用，是为了给包括医院院长在内的决策层提供管理决策支持信息。BI 是 Business Intelligence 的英文缩写，中文解释为商务智能，用来帮助企业更好地利用数据提高决策质量的技术集合，是从大量的数据中钻取信息与知识的过程。随着 IT 技术的进步，医院传统的业务交易系统（HERP\HIS\LIS\PACS\EMR）有了长足的发展，已经实现了业务信息化，每一笔业务数据都记录在数据库中，累积了大量的业务数据记录。这些业务数据为 BI 在医院的应用奠定了数据的基础，利用 BI 的应用理念和医院经济运行分析的模型整合数据，使决策者清楚医院资源的每个节点情况，并从全局的角度进行科学规划，优化现有资源，提高配置效率。

一、医院综合运营管理系统（HERP）的系统框架

医院综合运营管理系统（HERP）所包含的内容纷繁复杂，它的管理范围涵盖医院人、

财、物管理三大范畴。

（一）财务管理范畴

主要是和财务部门相关的业务，包括会计核算、薪酬发放、预算编制及资金控制、医保管理、成本核算、收入管理，这部分业务内容是医院运营管理的核心部分。

（二）物流管理范畴

主要包括物流管理和固定资产管理等业务，涉及药剂、设备和总务等职能科室。物流业务是医院综合运营管理的基础部分，它是支撑医疗业务和运营管理的基本管理内容。

（三）人力资源管理范畴

主要是和经管及人事管理部门（如人事、经管等）相关的业务，包括绩效管理等。这部分业务主要是对职工的考评及个人信息管理，在医院综合运营管理中起到激励和约束员工的作用。绩效考评一般是以医院的战略发展方向为导向建立的一种管理模式，是医院综合运营管理的重要组成部分。

二、医院综合运营管理系统（HERP）的方案特点

（一）体现闭环式的管理特点

医院综合运营管理把医院的资源计划、资源消耗、医疗收入以及资源的评价作为一个闭环管理过程，是在信息系统的支撑下，通过管理控制将系统内的人、财、物等各项资源构成连续封闭和回路，形成一个以预算为起点又以预算为终点的闭环管理模式。每年医院都会编制年度预算（包括收支预算、工作量预算、项目预算、物资消耗预算、采购预算等），所有经济活动的发生都会受到预算的约束，并计入会计账，同时产生科室成本、科室收入、工作量和物资消耗等信息。最后，将这些信息作为年度预算执行的数据，并成为下年度编制预算的依据。

（二）体现内部控制特点

医院内部控制机制主要包括预算、收入、支出、货币资金、药品及库存物资、固定资产、工程项目、对外投资、债权债务、财务电子信息及监督检查等方面的内部控制内容。控制的目的：规范医院会计行为、保证会计资料的真实完整性；消除隐患，及时发现、纠正错误，保证医院国有资产的安全、完整。医院经济运行精细化管理系统体现了医院内部控制的特点。

（三）体现业务一体化的特点

医院经济运行及细化管理系统是集资金流、物流和业务流为一体的综合管理模式。医疗业务的发生必然伴随着物流和资金流，每一个信息的流向都有起点和最终归宿；医院的

经济运营活动是一个相互联系、相互制约的综合体，因此其反映的信息必须是综合性的；需要以会计为核心，将医院的预算、成本、物资耗材、固定资产、收费、医嘱、医保等数据信息整合在一起，形成一个综合的、一体化的管理模式。在此管理模式下，就需要打破以往以职能部门为主体的业务管理模式，通过医疗业务触发、联动相关业务，从而将医院的所有部门和人员全部调动起来，围绕临床业务整合资源、开展工作。如：医生下手术医嘱引起对医疗耗材的需求，从而直接导致耗材的出库消耗和收费，这样就会产生科室的成本和对应的收入，还会同时核销科室的收入和支出预算，会计也会依据出库单和收费信息记录会计凭证。

三、医院经济运行精细化分析系统（BI）方案特点

（一）体现数据的整合性

目前医院的产出和分布是以业务单元为主体，经过多年积累，数据量很大且复杂，医院管理者需要将这些繁杂的数据按照自己管理的要求进行重新组合和整理。所以 BI 系统在设计的时候就必须具备将这些繁杂的数据按照医院经济业务的分析模型进行重新组合的功能，呈现在管理者的面前，并生成分析报告，最终将这些业务数据变成可以为决策服务的数据。一般情况下医院经济运行需要支撑的业务系统有会计核算、成本核算、预算管理、物资管理、固定资产管理、HIS 收费信息和工作量信息，对所抽取整合的数据按照行业管理专家模型，对医院的偿债能力、效率效益、工作量、人员结构、项目、收入、支出、收益等指标进行全方位、多视角的展现和分析；对所有指标数据可以实现横向关联和纵向挖掘。

（二）体现医院经济运行分析的专业性

区别传统的财务软件分析方法，从医院管理者的视角，以分析对象为主体，延伸到分析方法，建立一整套专业分析模型；提供了智能分析和仪表盘分析功能，对每个分析对象按照思维逻辑进行逐层分析，决策者可以通过相关指标的组合及时掌握医院运作的状况以及各指标完成情况。不仅需要具备时间纬度的纵向比较（同比和环比），还需要和同类指标的区域平均值或全国平均值的横向纬度比较，从而发现问题，并找出本单位在区域行业中所处的位置。该系统需要成为医院管理者对经济运行分析学习的专业化工具，帮助管理者理解和学习生涩的财务专业术语，对那些难以理解的行业数据和所反映的管理问题加以解释说明，并指出这些指标过高或过低会出现什么问题。

（三）体现业务功能的灵活性

系统功能的灵活性主要体现在用户可以自定义分析页面和分析报告模板上：为适应不同管理角色和不同业务需求变化的要求，系统根据专家提供的业务模型和医院管理者的要求，快速实现业务原型，为医院提供可视化的分析方案和页面布局；可按照使用对象和分

析主题的不同，分别提供多种类型的分析报告模板，还可以根据用户自己的要求进行调整和补充。这些自定义设置功能能够很快捷地实现管理者的个性管理要求，达到所想即所见的效果。

（四）体现移动办公的特性

医院管理层的工作性质导致他们对数据的需求不仅具备及时性、准确性，更有时间的不确定性，这样就需要移动办公设备和相关办公软件的支持。所以 BI 系统具备通过无线网络远程访问和支持移动办公设备（如 IPAD、智能手机等）的技术支撑，通过移动办公设备，管理者可以随时随地地查看自己关注的信息，并实时转化为决策的依据。

1. 医院会计信息系统的功能

医院会计信息系统，是通过计算机信息系统对医院日常经济活动相关业务，按照医院现行会计制度，实现凭证的制单、审核和记账，并形成账簿和报表；通过现金银行管理、票据管理、现金流量核算、科室核算管理、科教项目核算管理、往来管理和财务分析决策等管理功能，来帮助医院实现会计信息科学规范的综合管理，提高医院的会计核算效率和医院财务管理水平，为医院领导提供翔实的财务信息，并成为决策依据。医院会计信息系统包括账务处理、现金银行、票据管理、往来管理、薪酬管理、财务分析、报表管理系统、集团报表系统等功能。

2. 预算管理系统

医院预算管理信息系统是医院根据事业发展计划和医疗计划任务编制的年度财务计划，是医院控制支出的工具。它是以科室业务量和需求为基础，帮助医院进行全面、科学、精细、灵活的预算管理，包括收入预算、支出预算、项目预算等；可以实现预算编制、预算审核、预算下达、预算调整、预算执行控制、预算执行等功能。

3. 成本管理系统

医院成本核算信息系统按照成本对象分为科室成本核算系统、医疗服务项目成本核算系统和病种核算系统。

科室成本核算：医院的科室分为临床类科室、医疗技术类科室、医疗辅助类科室、管理类科室。科室成本核算是将医院所有科室的各项直接成本，全部计入该科室，再通过逐级分摊的方法，归集分配到门诊和临床各相关科室中。科室成本核算主要包括收入数据采集、成本数据采集、工作量采集、成本分摊设置、成本分摊、成本分析等功能。

项目成本核算：医疗服务项目成本核算是以各科室开展的医疗服务项目为对象，归集和分配各项支出，计算出各项目单位成本的过程。核算办法是将临床服务类、医疗技术类和医疗辅助类科室的医疗成本向其提供的医疗服务项目进行归集和分摊，分摊参数可采用各项目收入比、工作量和作业成本法等。项目成本核算包括数据采集、资源成本分配、作业成本分配、项目单位成本管理、项目查询和分析、项目成本核算、项目成本分析等功能。

病种成本核算：是以病种为核算对象，按一定流程和方法归集相关费用计算病种成本的过程。核算办法是将治疗某一病种所耗费的医疗项目成本、药品成本及单独收费材料成本进行叠加。病种成本核算包括数据采集、出院病人成本核算、病种成本核算、病种定义、平均病种成本、病种的综合分析等功能。

4. 物资材料管理系统

物资材料管理信息系统是对物资流动进行计划、组织、指挥、协调、控制和监督，规范医院物流管理，体现"适时、适量、适价、适质"的先进采购管理思想；并以最经济的资金占用率，保证物资的充分供应，减少库存资金占用，加快库存资金周转速度，降低医院运营成本，提高医院物流管理水平；使医院各项物流活动实现最佳的协调与配合，以降低物流成本，提高物流效率和经济效益。物资材料管理信息系统包括采购计划管理、订单管理、库存材料管理、发票及应付款管理、高值耗材实耗实销管理、普通耗材管理、条形码应用等功能。

5. 固定资产管理系统

医院固定资产管理系统，通过建立资产档案，对资产购置计划、招标、合同、审批、付款、安装调试、使用、计量、维修、提取折旧、报残进行全程的记录和管理。根据预算批准项目进行招标采购。对资产增加、减少、盘盈、盘亏进行核算，期末产生报表。对大型设备进行单机核算及耗材的核算与管理，并做出效益评价和分析。固定资产管理信息系统包括采购计划管理、资产安装验收、库房管理、资产盘点、卡片管理、资产变动、日常维护管理、条码管理、应付款管理等功能。

6. 绩效管理系统

医院绩效管理系统，以人力资源管理为基础，选用适合医院组织机构属性的绩效理论和方法，采用平衡计分卡、行为锚定法等先进的管理工具，构建多维度、多层次的绩效考核指标体系，并将考核结果与薪酬分配进行有效对接，实行以人为本、公平竞争、合理分配、有效激励的考评原则，建立医院持续、稳定、健康发展的管理流程；它包括目标管理、绩效方案管理和绩效考核等核心功能。

四、医院经济运行精细化分析系统（BI）应用主题案例

医院经济运行精细化运行 BI 系统的主题设计，是按照医院管理需求进行设计，不同的时期有不同的管理需要，也就要求应用分析主题的设计具备灵活扩展性，以满足医院管理需要。下面从医改政策、卫生资源、补偿等角度分析，规划出经济运行分析、医疗服务项目价格与补偿分析、医保分析、病源分析、资产分析、医药分开六个主题来说明医院的

经济信息分析内容。

（一）经济运行分析主题

医院经济运行分析是对医院的经济运行总体状况进行分析评价。主要分析内容包括工作量、收入、支出、费用、收益、效率效益指标、偿债能力指标、预算、成本等。常用的分析方法有同比、环比、结构和杜邦分析、因素分析等。

通过对本期发生数据、累计数据、结构数据、行业平均值进行分析比较和评价，找出自己在本区域行业的差距，分析原因，找到解决问题的办法。具体分析内容：

1. 偿债能力

通过对资产负债率、流动比率、速动比率、现金比率的分析，反映医院资产及负债构成的合理性、偿付债务能力的强弱及可持续发展能力。

2. 效率收益

效率收益从整体业务（医疗收支、财政收支、其他收支）、医疗业务（门诊、住院）、科室收益排名三个角度分析医院的收益构成情况，使医院管理者全面了解医院的收益。

3. 收入分析

收入分析通过总量、收入项目分析反映医疗收入的规模、增长情况及科室收入明细构成情况。收入分析可以细化为门诊收入、住院收入、医技收入。

4. 支出分析

医疗支出分析包括项目分析（医疗业务成本、管理费用）、成本项目构成分析、各不同科室属性（临床服务类、医疗辅助类、医疗技术类）成本构成的同期比较分析和趋势分析。

5. 财务指标分析

对卫生主管部门和医院管理需求定义的指标进行集中分析，主要分为预算执行情况、结余指标、偿债能力指标、资产运营指标、成本管理指标、收支结构指标、发展能力指标、工作量指标八大类，区分不同医院的属性（综合医院、专科医院），实现同期比较、与行业参考值进行对比。

6. 经济运行分析报告

根据分析结果，按照管理者的要求和分析思路，产出相对应分析主题的分析报告，以表格或图形的方式进行展现，并按照分析报告模板进行深层原因的分析，提出解决问题的建议和意见。

（1）人员、床位及工作量指标分析，重点分析人员构成的合理性及增减变动原因。

（2）资产负债情况分析，重点分析应收医疗款增减变动情况、欠费情况及相关原因。

（3）偿债能力分析，重点分析与行业的对比情况，确定偿债能力是否在正常范围内、偿债能力不正常的原因。

（4）效率效益分析，重点分析与行业的对比情况，确定效率效益是否行业领先、领先程度及相关原因。

（5）收入分析，重点分析收入增减变动情况及原因。

（6）支出分析，重点分析支出增减变动情况及原因。

（7）均次收入成本分析，重点分析与行业对比情况，确定均次收入成本是否行业领先、领先程度及相关原因。

（8）针对各单项分析提出综合性解决办法和建议。

（二）医疗服务项目价格与补偿分析主题

医疗服务项目价格与补偿主题分析，主要分析医院开展的医疗收费项目的实际成本、收费标准、工作量、项目保本情况、盈亏收益情况，以及盈亏对医院经营情况的影响程度、收费类别的盈亏分析等信息；可以掌握每个医疗收费项目的成本详细构成信息。在此基础上，可以分析不同医院之间相同收费项目的成本差异、可以统计出政策性亏损项目的详细信息等，为上级主管部门对医疗服务项目定价或者进行政策性补偿提供依据。具体分析内容如下：

（1）研究各类医疗服务项目的盈亏趋势，特别是技术劳务类项目，分析其价格与价值的背离水平。

（2）对医疗机构项目成本核算与医疗收费标准进行对比，帮助政府研究以成本为基础制定医疗服务收费价格的可行性。

（3）帮助政府重点研究医疗机构总体经济运行状况、经济补偿的来源及补偿水平、现行经济补偿政策对医疗机构的影响。

（4）发现医疗机构经济补偿政策中的突出问题及其根源，为完善医疗机构补偿机制提出总体思路，为合理制定医疗服务价格、健全财政补助模式提出可行性建议。

（三）医保分析主题

医保分析监测主题，主要是对医院的各种类型医保病人实际计费、成本和医保结算数据进行分析比较；对城镇职工医保、城镇居民、新农合等不同医保属性进行结构、同比、环比分析；同时对医保付费方式进行监控，如对总额付费情况下的额度使用进度、费用构成等进行监测分析。对医保数据分析的结果一方面用于对医院在医保总额付费或者单病种付费情况下如何提高运营效率、降低运营成本提供建议和意见，另一方面也为和医疗保险机构谈判提供了数据依据。

医保分析主要从总额付费、病种付费两个角度对区域医保情况进行分析。

1. 总额付费分析

总额付费从总体上分析医院的总额付费执行情况及相应的门诊、住院工作量完成情况，可以对医院的总额付费是否超支起到预警作用，同时分析了总额付费涉及的药品、诊疗项目、单收费材料的成本情况及总额付费的考核指标的完成情况，使医院管理者对总额付费的完成进度和质量有一个全面了解。然后按门诊科室和住院科室详细分析各科室的总额付费和工作量完成情况，找出总额付费完成情况出入比较大的科室，分析造成这些问题的原因，针对这些问题原因提出解决办法，为保质保量完成总额付费指标提供有效依据。总额付费可以细分为总量分析、门诊分析、住院分析。

2. 病种付费分析

对医院所在地试点的医保付费病种进行病种收费标准和病种成本的对比分析，掌握医院医保付费病种的总体盈亏情况。对亏损和盈利较低的病种深入分析其医疗项目成本、药品成本、单收费材料成本的构成情况，对病种成本中占比高的成本构成项进行深入分析；如果是药品或单收费材料成本高，应考虑采用疗效相同或相近的成本更低的替代品，如果是其中的医疗项目成本高，则应仔细分析医疗项目的作业成本构成，优化医疗项目的作业流程，并组织临床专家对医院的病种临床路径进行深入分析优化，如合理减少检查项目数等；在不降低病种医疗质量的前提下合理降低成本费用，实现医院、患者的双赢。病种付费分析可以分为付费分析和收益分析。

（四）病源分析主题

病源分析的数据来源主要在病案信息首页采集，从病人的所属区域、性别、年龄、医保类型、病种、收费信息等角度进行分析统计，获得病人区域分布变化情况、医保类型分布情况、医疗费用结算情况、医疗保险病种测算、住院人次、费用总计、平均费用、自付和统筹的费用及构成、单病种的治愈好转率、平均住院天数、平均确诊天数、住院患者的年龄性别构成等信息，为地区医疗资源的配置、医疗保障政策的制定提供依据。具体分析内容：

（1）按照病人来源区域构成，从医疗费用、病例数、人均费用、住院天数等统计和分析。

（2）按照病人医保类型方式构成，从医疗费用、病例数、人均费用、住院天数等统计和分析。

（3）按照病人医保付费方式构成，从医疗费用、病例数、人均费用、住院天数等统计和分析。

（4）按照医疗费用病源区域构成分析、医疗费用病源区域增长分析。

（5）按照病源病种构成分析、病源病种年龄段分析、病源病种性别分析、病源病种医疗费用分析。

（五）资产分析主题

资产分析主题，是结合政府主管部门国有资产的管理指标体系，确定医院的大型设备、固定资产、高值耗材等在内的医院资产指标体系。通过对各个医院现有各类资产的分布情况、使用效率情况等，为医院资产配置提供审批和评估依据，为减少国有资产流失和避免重复购置等行为提供了信息化支撑。具体分析内容：

（1）对植入和介入性医用耗材进行跟踪管理，及时掌控高值类耗材的去向，为监管医疗质量和医疗纠纷提供依据；实现高值医用耗材风险监控、效益分析，质量安全等监管职能。

（2）对国有资产按照资产配置标准体系及甲类大型医疗设备、乙类大型医疗设备、房租建筑物、无形资产等类别固定资产进行管理；为实现对医院大型设备、工程项目的审批论证、评估检测、风险监控、效益分析等管理提供决策支持，为医院评估资产、配置资产、处置资产提供依据，保证国有资产保值增值。

（六）医药分开分析主题

医药分开，是新医改的核心内容之一，是为了改变以药养医现状的重要举措。取消了药品加成，通过收取药事服务费来弥补药品加成的损失，目的是体现医疗工作者的劳动价值，减轻广大患者不合理的费用负担。但增设的药事服务费是否能够弥补药品加成、能否保证医院的收入不减少，需要在一定期间内进行顺利过渡。如果存在缺口，医院通过制定什么措施来解决收入结构和成本结构等问题，这些都需要进行及时的跟踪监测和分析。医药分开分析主题可以让医院及时掌握医药分开政策对医院收入结构的影响，及时调整经济运行方式来弥补收支差额。

医药分开主题分析，以医院的实际药品加成收益为对比基础，按医药分开的操作要求测算出取消药品加成后药事服务费收入，从总体上了解医院取消药品加成后药品的收益变化情况。具体分析内容：

（1）按临床科室对院级取消药品加成后的收益影响进行挖掘分析，分析取消药品加成对科室收益的影响。

（2）对于取消药品加成后收益减少的科室，应进一步分析科室收入、成本的构成情况，主要应考虑在不影响医疗质量的情况下降低诊次成本、床日成本，从而吸引患者就医，扩大门诊工作量和住院工作量。

（3）医药分开可分为总量分析、门诊分析、住院分析。

参考文献

[1] 陈英博．现代医院财务管理探索 [M]．北京：现代出版社，2020.

[2] 王文霞．现代医院财务与会计实务 [M]．北京：中国商业出版社，2020.

[3] 兰芳．现代医院财务管理研究 [M]．延吉：延边大学出版社，2020.

[4] 夏冕．中国公立医院财务治理研究 [M]．北京：科学出版社，2020.

[5] 刘文清．医院信息化管理 [M]．哈尔滨：黑龙江科学技术出版社，2020.

[6] 李连成，莫大鹏，付应明．现代医院管理制度全集（上）[M]．北京：中国言实出版社，2020.

[7] 刘乃丰．医院信息中心建设管理手册 [M]．南京：东南大学出版社，2020.

[8] 陆敏．公立医院内部控制体系优化设计研究 [M]．上海：上海科学普及出版社，2020.

[9] 莫言娟．现代医院管理与医院经济运行 [M]．天津：天津科学技术出版社，2020.

[10] 杜桂霞．医院内部控制管理实务 [M]．南昌：江西科学技术出版社，2020.

[11] 杨颖．公立医院的内部控制与审计 [M]．天津：天津科学技术出版社，2020.

[12] 陈涛．医院内部控制研究实务 [M]．海口：南方出版社，2020.

[13] 沈红玲．现代医院管理理论与实践 [M]．北京：科学技术文献出版社，2020.

[14] 胡辉，胡晓华．中国医院投资并购指南 [M]．北京：法律出版社，2020.

[15] 刘春阳．医院经济管理及其精细化研究 [M]．长春：吉林科学技术出版社，2020.

[16] 周晓梅．医院财务管理 [M]．北京：北京工业大学出版社，2019.

[17] 张红霞．医院财务管理研究与实践 [M]．天津：天津科学技术出版社，2019.

[18] 高询杰．现代医院预算管理与财务决策 [M]．延吉：延边大学出版社，2019.

[19] 王兴鹏．现代医院 SPD 管理实践 [M]．上海：上海科学技术出版社，2019.

[20] 张丽，赵建华，李国栋．财务会计与审计管理 [M]．北京：经济日报出版社，2019.

[21] 徐元元，田立启，陈新平．政府会计制度：医院会计实务与衔接 [M]．北京：企

业管理出版社，2019.

[22] 莫求，王永莲．医院行政管理 [M].上海：上海交通大学出版社，2019.

[23] 蒋飞．现代医院管理精要 [M].北京：科学技术文献出版社，2019.

[24] 徐力新，梁允萍，李丹．医院经济管理系统理论指引与实务指南 [M].广州：暨南大学出版社，2019.

[25] 向炎珍，陈隽．医院政府会计核算系统构建与实务详解 [M].北京：中国协和医科大学出版社，2019.

[26] 袁向东，陈维雄，欧凡．按病种付费下医院管理策略 [M].广州：暨南大学出版社，2019.

[27] 陈立华．现代医院财务管理研究 [M].北京：现代出版社，2018.

[28] 宋秀梅．医院财务管理与内部控制 [M].延吉：延边大学出版社，2018.

[29] 张景红．公立医院财务管理模式创新的思考 [M].天津：天津科学技术出版社，2018.

[30] 王瑛．新会计制度背景下的医院财务管理 [M].北京：北京工业大学出版社，2018.

[31] 孙玉军．医院内部审计与财务管理研究 [M].北京：中国纺织出版社，2018.

[32] 徐元元，田立启，侯常敏．医院经济运行分析 [M].北京：企业管理出版社，2018.

[33] 李振明．医院综合管理学 [M].哈尔滨：黑龙江科学技术出版社，2018.